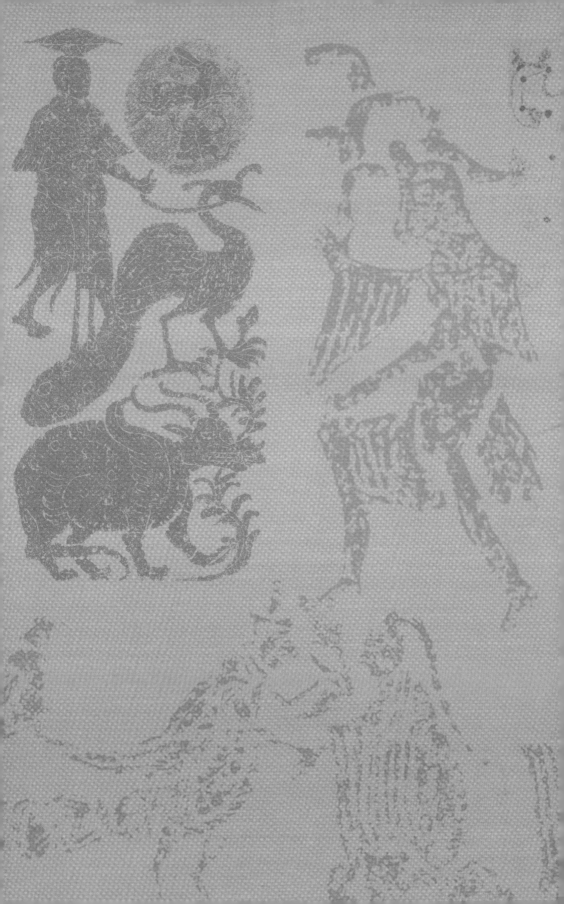

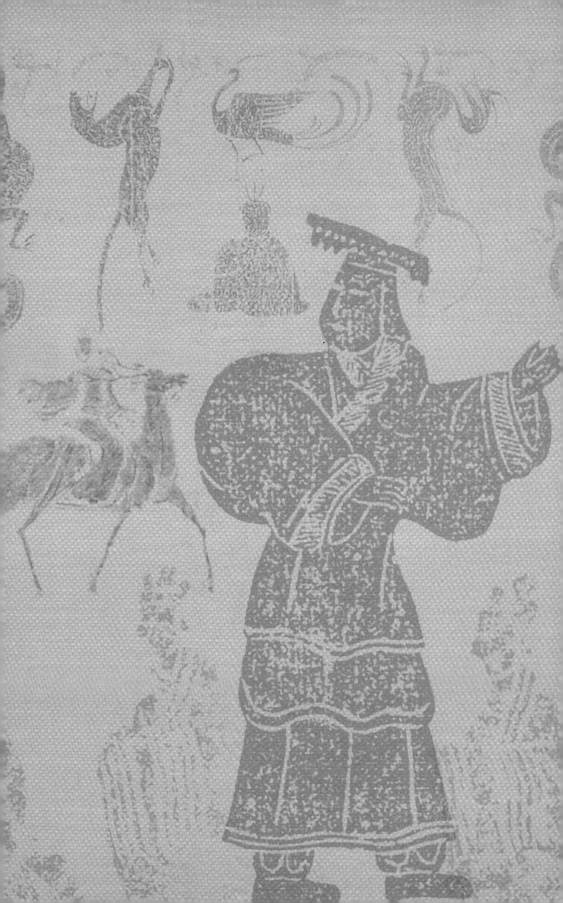

中国古医籍整理丛书

温 证 指 归

清·周魁 撰

杨继红 赵怀舟 张 凡 校注

中国中医药出版社

·北 京·

图书在版编目（CIP）数据

温证指归/（清）周魁撰；杨继红，赵怀舟，张凡校注.—北京：中国中医药出版社，2015.1（2021.1重印）

（中国古医籍整理丛书）

ISBN 978 - 7 - 5132 - 2205 - 1

Ⅰ.①温…　Ⅱ.①周…　②杨…　Ⅲ.①温病学说 - 中国 - 清代　Ⅳ.①R254.2

中国版本图书馆 CIP 数据核字（2014）第 284332 号

中 国 中 医 药 出 版 社 出 版
北京经济技术开发区科创十三街 31 号院二区 8 号楼
邮政编码　100176
传真　010 64405721
廊坊市祥丰印刷有限公司印刷
各地新华书店经销

*

开本 710×1000　1/16　印张 9　字数 86 千字
2015 年 1 月第 1 版　2021 年 1 月第 2 次印刷
书　号　ISBN 978 - 7 - 5132 - 2205 - 1

*

定价　27.00 元
网址　www.cptcm.com

国家中医药管理局
中医药古籍保护与利用能力建设项目
组织工作委员会

主　任　委　员　王国强

副 主 任 委 员　王志勇　李大宁

执行主任委员　曹洪欣　苏钢强　王国辰　欧阳兵

执行副主任委员　李　昱　武　东　李秀明　张成博

委　　　　员

各省市项目组分管领导和主要专家

　　（山东省）武继彪　欧阳兵　张成博　贾青顺

　　（江苏省）吴勉华　周仲瑛　段金廞　胡　烈

　　（上海市）张怀琼　季　光　严世芸　段逸山

　　（福建省）阮诗玮　陈立典　李灿东　纪立金

　　（浙江省）徐伟伟　范永升　柴可群　盛增秀

　　（陕西省）黄立勋　呼　燕　魏少阳　苏荣彪

　　（河南省）夏祖昌　刘文第　韩新峰　许敬生

　　（辽宁省）杨关林　康廷国　石　岩　李德新

　　（四川省）杨殿兴　梁繁荣　余曙光　张　毅

各项目组负责人

　　王振国（山东省）　王旭东（江苏省）　张如青（上海市）

　　李灿东（福建省）　陈勇毅（浙江省）　焦振廉（陕西省）

　　蔡永敏（河南省）　鞠宝兆（辽宁省）　和中浚（四川省）

前 言

中医药古籍是传承中华优秀文化的重要载体，也是中医学传承数千年的知识宝库，凝聚着中华民族特有的精神价值、思维方法、生命理论和医疗经验，不仅对于传承中医学术具有重要的历史价值，更是现代中医药科技创新和学术进步的源头和根基。保护和利用好中医药古籍，是弘扬中国优秀传统文化、传承中医学术的必由之路，事关中医药事业发展全局。

1949 年以来，在政府的大力支持和推动下，开展了系统的中医药古籍整理研究。1958 年，国务院科学规划委员会古籍整理出版规划小组在北京成立，负责指导全国的古籍整理出版工作。1982 年，国务院古籍整理出版规划小组召开全国古籍整理出版规划会议，制定了《古籍整理出版规划（1982—1990）》，卫生部先后下达了两批 200 余种中医古籍整理任务，掀起了中医古籍整理研究的新高潮，对中医文化与学术的弘扬、传承和发展，发挥了极其重要的作用，产生了不可估量的深远影响。

2007 年《国务院办公厅关于进一步加强古籍保护工作的意见》明确提出进一步加强古籍整理、出版和研究利用，以及

"保护为主、抢救第一、合理利用、加强管理"的方针。2009年《国务院关于扶持和促进中医药事业发展的若干意见》指出，要"开展中医药古籍普查登记，建立综合信息数据库和珍贵古籍名录，加强整理、出版、研究和利用"。《中医药创新发展规划纲要（2006—2020)》强调继承与创新并重，推动中医药传承与创新发展。

2003~2010年，国家财政多次立项支持中国中医科学院开展针对性中医药古籍抢救保护工作，在中国中医科学院图书馆设立全国唯一的行业古籍保护中心，影印抢救濒危珍本、孤本中医古籍1640余种；整理发布《中国中医古籍总目》；遴选351种孤本收入《中医古籍孤本大全》影印出版；开展了海外中医古籍目录调研和孤本回归工作，收集了11个国家和2个地区137个图书馆的240余种书目，基本摸清流失海外的中医古籍现状，确定国内失传的中医药古籍共有220种，复制出版海外所藏中医药古籍133种。2010年，国家财政部、国家中医药管理局设立"中医药古籍保护与利用能力建设项目"，资助整理400余种中医药古籍，并着眼于加强中医药古籍保护和研究机构建设，培养中医古籍整理研究的后备人才，全面提高中医药古籍保护与利用能力。

在此，国家中医药管理局成立了中医药古籍保护和利用专家组和项目办公室，专家组负责项目指导、咨询、质量把关，项目办公室负责实施过程的统筹协调。专家组成员对古籍整理研究具有丰富的经验，有的专家从事古籍整理研究长达70余年，深知中医药古籍整理研究的重要性、艰巨性与复杂性，履行职责认真务实。专家组从书目确定、版本选择、点校、注释等各方面，为项目实施提供了强有力的专业指导。老一辈专家的学术水平和智慧，是项目成功的重要保证。项目承担单位山东中医药大学、南京中医药大学、上海中医药大学、福建中医药大学、浙江省中医药研究院、陕西省中医药研究院、河南省中医药研究院、辽宁中医药大学、成都中医药大学及所在省市中医药管理部门精心组织，充分发挥区域间互补协作的优势，并得到承担项目出版工作的中国中医药出版社大力配合，全面推进中医药古籍保护与利用网络体系的构建和人才队伍建设，使一批有志于中医学术传承与古籍整理工作的人才凝聚在一起，研究队伍日益壮大，研究水平不断提高。

　　本着"抢救、保护、发掘、利用"的理念，该项目重点选择近 60 年未曾出版的重要古医籍，综合考虑所选古籍的保护价值、学术价值和实用价值。400 余种中医药古籍涵盖了医经、基础理论、诊法、伤寒金匮、温病、本草、方书、内科、外科、女科、儿科、伤科、眼科、咽喉口齿、针灸推拿、养生、医案医话医论、医史、临证综合等门类，跨越唐、宋、金元、明以迄清末。全部古籍均按照项目办公室组织完成的行业标准《中医古籍整理规范》及《中医药古籍整理细则》进行整理校注，绝大多数中医药古籍是第一次校注出版，一批孤本、稿本、抄本更是首次整理面世。对一些重要学术问题的研究成果，则集中收录于各书的"校注说明"或"校注后记"中。

　　"既出书又出人"是本项目追求的目标。近年来，中医药古籍整理工作形势严峻，老一辈逐渐退出，新一代普遍存在整理研究古籍的经验不足、专业思想不坚定等问题，使中医古籍整理面临人才流失严重、青黄不接的局面。通过本项目实施，搭建平台，完善机制，培养队伍，提升能力，经过近 5 年的建设，锻炼了一批优秀人才，老中青三代齐聚一堂，有效地稳定了研究队伍，为中医药古籍整理工作的开展和中医文化与学术的传承提供必备的知识和人才储备。

本项目的实施与《中国古医籍整理丛书》的出版，对于加强中医药古籍文献研究队伍建设、建立古籍研究平台，提高古籍整理水平均具有积极的推动作用，对弘扬我国优秀传统文化，推进中医药继承创新，进一步发挥中医药服务民众的养生保健与防病治病作用将产生深远影响。

第九届、第十届全国人大常委会副委员长许嘉璐先生，国家卫生计生委副主任、国家中医药管理局局长、中华中医药学会会长王国强先生，我国著名医史文献专家、中国中医科学院马继兴先生在百忙之中为丛书作序，我们深表敬意和感谢。

由于参与校注整理工作的人员较多，水平不一，诸多方面尚未臻完善，希望专家、读者不吝赐教。

国家中医药管理局中医药古籍保护与利用能力建设项目办公室
二〇一四年十二月

许序

"中医"之名立，迄今不逾百年，所以冠以"中"字者，以别于"洋"与"西"也。慎思之，明辨之，斯名之出，无奈耳，或亦时人不甘泯没而特标其犹在之举也。

前此，祖传医术（今世方称为"学"）绵延数千载，救民无数；华夏屡遭时疫，皆仰之以度困厄。中华民族之未如印第安遭染殖民者所携疾病而族灭者，中医之功也。

医兴则国兴，国强则医强。百年运衰，岂但国土肢解，五千年文明亦不得全，非遭泯灭，即蒙冤扭曲。西方医学以其捷便速效，始则为传教之利器，继则以"科学"之冕畅行于中华。中医虽为内外所夹击，斥之为蒙昧，为伪医，然四亿同胞衣食不保，得获西医之益者甚寡，中医犹为人民之所赖。虽然，中国医学日益陵替，乃不可免，势使之然也。呜呼！覆巢之下安有完卵？

嗣后，国家新生，中医旋即得以重振，与西医并举，探寻结合之路。今也，中华诸多文化，自民俗、礼仪、工艺、戏曲、历史、文学，以至伦理、信仰，皆渐复起，中国医学之兴乃属必然。

迄今中医犹为国家医疗系统之辅，城市尤甚。何哉？盖一则西医赖声、光、电技术而于20世纪发展极速，中医则难见其进。二则国人惊羡西医之"立竿见影"，遂以为其事事胜于中医。然西医已自觉将入绝境：其若干医法正负效应相若，甚或负远逾于正；研究医理者，渐知人乃一整体，心、身非如中世纪所认定为二对立物，且人体亦非宇宙之中心，仅为其一小单位，与宇宙万象万物息息相关。认识至此，其已向中国医学之理念"靠拢"矣，虽彼未必知中国医学何如也。唯其不知中国医理何如，纯由其实践而有所悟，益以证中国之认识人体不为伪，亦不为玄虚。然国人知此趋向者，几人？

国医欲再现宋明清高峰，成国中主流医学，则一须继承，一须创新。继承则必深研原典，激清汰浊，复吸纳西医及我藏、蒙、维、回、苗、彝诸民族医术之精华；创新之道，在于今之科技，既用其器，亦参照其道，反思己之医理，审问之，笃行之，深化之，普及之，于普及中认知人体及环境古今之异，以建成当代国医理论。欲达于斯境，或需百年欤？予恐西医既已醒悟，若加力吸收中医精粹，促中医西医深度结合，形成21世纪之新医学，届时"制高点"将在何方？国人于此转折之机，能不忧虑而奋力乎？

予所谓深研之原典，非指一二习见之书、千古权威之作；就医界整体言之，所传所承自应为医籍之全部。盖后世名医所著，乃其秉诸前人所述，总结终生行医用药经验所得，自当已成今世、后世之要籍。

盛世修典，信然。盖典籍得修，方可言传言承。虽前此50余载已启医籍整理、出版之役，惜旋即中辍。阅20载再兴整理、出版之潮，世所罕见之要籍千余部陆续问世，洋洋大观。

今复有"中医药古籍保护与利用能力建设"之工程，集九省市专家，历经五载，董理出版自唐迄清医籍，都400余种，凡中医之基础医理、伤寒、温病及各科诊治、医案医话、推拿本草，俱涵盖之。

噫！璐既知此，能不胜其悦乎？汇集刻印医籍，自古有之，然孰与今世之盛且精也！自今而后，中国医家及患者，得览斯典，当于前人益敬而畏之矣。中华民族之屡经灾难而益蕃，乃至未来之永续，端赖之也，自今以往岂可不后出转精乎？典籍既蜂出矣，余则有望于来者。

谨序。

第九届、十届全国人大常委会副委员长

许嘉璐

二〇一四年冬

王 序

　　中医学是中华民族在长期生产生活实践中，在与疾病作斗争中逐步形成并不断丰富发展的医学科学，是中国古代科学的瑰宝，为中华民族的繁衍昌盛作出了巨大贡献，对世界文明进步产生了积极影响。时至今日，中医学作为我国医学的特色和重要医药卫生资源，与西医学相互补充、相互促进、协调发展，共同担负着维护和促进人民健康的任务，已成为我国医药卫生事业的重要特征和显著优势。

　　中医药古籍在存世的中华古籍中占有相当重要的比重，不仅是中医学术传承数千年最为重要的知识载体，也是中医为中华民族繁衍昌盛发挥重要作用的历史见证。中医药典籍不仅承载着中医的学术经验，而且蕴含着中华民族优秀的思想文化，凝聚着中华民族的聪明智慧，是祖先留给我们的宝贵物质财富和精神财富。加强对中医药古籍的保护与利用，既是中医学发展的需要，也是传承中华文化的迫切要求，更是历史赋予我们的责任。

　　2010 年，国家中医药管理局启动了中医药古籍保护与利用能力建设项目。这既是传承中医药的重要工程，也是弘扬优秀民族文化的重要举措，不仅能够全面推进中医药的有效继承和创新发展，为维护人民健康做出贡献，也能够彰显中华民族的璀璨文化，为实现中华民族伟大复兴的中国梦作出贡献。

相信这项工作一定能造福当今，嘉惠后世，福泽绵长。

国家卫生和计划生育委员会副主任

国家中医药管理局局长

中华中医药学会会长

王国强

二〇一四年十二月

马 序

　　新中国成立以来，党和国家高度重视中医药事业发展，重视古籍的保护、整理和研究工作。自 1958 年始，国务院先后成立了三届古籍整理出版规划小组，分别由齐燕铭、李一氓、匡亚明担任组长，主持制订了《整理和出版古籍十年规划（1962—1972）》《古籍整理出版规划（1982—1990）》《中国古籍整理出版十年规划和"八五"计划（1991—2000）》等，而第三次规划中医药古籍整理即纳入其中。1982 年 9 月，卫生部下发《1982—1990 年中医古籍整理出版规划》，1983 年 1 月，中医古籍整理出版办公室正式成立，保证了中医古籍整理出版规划的实施。2002 年 2 月，《国家古籍整理出版"十五"（2001—2005）重点规划》经新闻出版署和全国古籍整理出版规划领导小组批准，颁布实施。其后，又陆续制定了国家古籍整理出版"十一五"和"十二五"重点规划。国家财政多次立项支持中国中医科学院开展针对性中医药古籍抢救保护工作，文化部在中国中医科学院图书馆专门设立全国唯一的行业古籍保护中心，国家先后投入中医药古籍保护专项经费超过 3000 万元，影印抢救濒危珍、善、孤本中医古籍 1640 余种，开展了海外中医古籍目录调研和孤本回归工作。2010 年，国家财政部、国家中医药管理局安排国家公共卫生专项资金，设立了"中医药古籍保护与利用能力建设项目"，这是继 1982～1986 年第一批、第二批重要中医药古籍整理之后的又一次大规模古籍整理工程，重点整理新中国成立后未曾出版的重要古籍，目标是形成并普及规范的通行本、传世本。

为保证项目的顺利实施，项目组特别成立了专家组，承担咨询和技术指导，以及古籍出版之前的审定工作。专家组中的许多成员虽逾古稀之年，但老骥伏枥，孜孜不倦，不仅对项目进行宏观指导和质量把关，更重要的是通过古籍整理，以老带新，言传身教，培养一批中医药古籍整理研究的后备人才，促进了中医药古籍保护和研究机构建设，全面提升了我国中医药古籍保护与利用能力。

作为项目组顾问之一，我深感中医药古籍保护、抢救与整理工作的重要性和紧迫性，也深知传承中医药古籍整理经验任重而道远。令人欣慰的是，在项目实施过程中，我看到了老中青三代的紧密衔接，看到了大家的坚持和努力，看到了年轻一代的成长。相信中医药古籍整理工作的将来会越来越好，中医药学的发展会越来越好。

欣喜之余，以是为序。

中国中医科学院研究员

马继兴

二〇一四年十二月

校注说明

　　《温证指归》是一部颇有临床价值的温病学专著，全书共 4 卷。卷一论述温病的基本理论，计 21 篇；卷二详载温病的辨证要点，计 61 篇；卷三专论方剂，举凡正方 115 首，附方 18 首；卷四罗列作者治温验案，凡 16 例。

一、作者及成书

　　周魁，字杓元（一作芍园），号澹然子，别署静居氏，其堂号为药书草堂。生卒年月不详。江苏江宁（今南京）人。工幼科，凡痘证未发之前，轻重死生，能预决之（《江宁县志》）。治温证尤审气候、辨虚实，活人甚众（《上江两县合志》）。撰有《温证指归》四卷。该书第四卷第十四则彭姓病案署时"己未冬"，时惟清嘉庆四年（1799）。因此，多种书籍据此断定本书的成书年限为 1799 年。

　　《温证指归》一书虽然卷帙不大，但从书中记载医论医案，并论药处方的严谨周详角度审视，其书当是作者平生学力所粹。虽然缺乏更多史料证实，但《温证指归》成书于作者学验俱丰的晚年或可成立，由此推测周氏的主要活动年代当是清乾嘉时代。彼时考据之学盛行，各科学问趋于严谨。《温证指归》讨论专科专病，理法方药一以贯之，洵属认真精审之作。《温证指归》秉承了时代的学术特征，而作者周魁本人亦与时贤文人多有接触，堪称儒医者流。

二、版本源流和底、校本的选择

　　《温证指归》存世版本总凡 4 种。其中抄本有两种，均为清末民初抄本。这两种抄本的行款格式相同，但一为足本，一为残本。民国时期的铅印本两种，分别是收录于《三三医书》和《中国医学大成》两种丛书中的《温证指归》。

本次对《温证指归》进行校注整理所采用的底本是足抄本，以该抄本为底本的理由如下：①从装订特征、抄写格式、纸张情况判断，该抄本属清朝晚期的抄件，在目前四个版本中年代最早；②保存完整，为四卷足本，且系工楷抄出，字迹清晰；③虽有阙漏之处，但未经后人妄改，保持了本书的原貌；④封面除书名"温证指归"四字外，还有"静居草堂梓行"六个字，是其他版本所没有的。

校注所采用的主校本、参校本、他校本如下：

主校本：中华民国二十五年（1936）上海大东书局印行的《中国医学大成·温证指归》单行本（简称"医学大成本"）。该本分上、下两册。虽然成书较晚，书中也未曾留下相关校勘记，但是曹炳章先生在辑录时确实对该本进行了较为认真细致的校勘，它往往能够弥补其他版本的不足，破解疑似之处。

参校本：一是残抄本；一是 1924 年杭州三三医社出版的《三三医书·温证指归》单行本（简称"三三医书本"）。需要指出的是：三三医书本的底本即是残抄本，可惜该残抄本今仅存前两卷。

他校本：《黄帝内经》（顾从德影宋刻本、赵府居敬堂本）、《千金要方》（江户医学影北宋本）、《伤寒六书》（步月楼本）、《广瘟疫论》（乾隆四十八年刻本）、《景岳全书》（岳峙楼藏板）等。

三、校注的原则、体例及方法

本次校勘以对校为主，本校、他校为辅，酌情运用理校。

具体问题的处理如下：

1. 本次校勘采用简体横排，底本中与之相对应的方位词"左""右"径改为"下""上"。

2. 底本中存在对清皇权表示礼敬的换行、抬头格式，予以取消，紧接上文。

3. 底本中出现的双行小字改用单行小字加以表示。

4. 凡底本无误，校本有误者，不出校记。

5. 凡底本有误，予以纠正者，出是非性校记。凡底本与校本互异，义均可通，分以下三种情况：底本义胜者，不出校记；校本义胜者，出倾向性校记；无法判断何本义胜者，出异同校记。

6. 底本中字形属一般笔画之误，如"入"作"人"、"具"作"其"、"面"作"而"、"伐"作"代"、"不"作"下"、"十"作"千"、"白"作"曰"等予以径改，不出校记。

7. 底本中的异体字、俗字，统一以规范字律齐，不出校，如畧（略）、艸（草）、糸（参）、棄（弃）、脇（胁）、灾（灾）、異（异）、葢（盖）、竝（并）、叫（叫）等。

8. 底本中的通假字，用"……通……"表示。底本中的古体字，用"……同……"表示。书中多次出现的古体字等（如"胎"同"苔"、"畜"同"蓄"等）仅在首见处说明，不一一出注。对底本中使用原有其字的通假字，校本使用本字者，出异同校记，并注明通假关系。

9. 对底本中冷僻费解及具有特定含义的字词、术语等进行注释。注音采用汉语拼音加同音字注音的方法。

10. 对不常见的人名、书名、方名、药名等在首见处出注说明。

11. 底本中出现的药物简俗写法，如“石羔”“香茹”“山查”“只实”等统一改作规范写法。

12. 底本目录页中卷三下仅有“诸方”两字，未列全部方目。今将底本卷三正文前方目置前。与正文不符的方目，据正文订正。

13. 每卷下文前有“江宁杓元周魁澹然子著”字样，今一并删去。

自序①

　　轩岐以来，无温疫之书，张长沙为千古伤寒之祖，而温症略载数条而已。至河间书出，而温症始有所宗。宋以来，温症局方②概宗河间双解法。明·喻嘉言③从伤寒诸论，发长沙未发之旨，然《尚论篇》④究非温症专书。吴又可始著《温疫论》，创邪在募原之说，洵⑤乎元灯⑥独得矣。

　　我朝诸名家，各执一见，以补偏救弊，究不外河间三焦立论⑦，益以吴氏诸成法而已。吾乡戴麟郊⑧先生，复广其论，分汗吐等法为六门，及诸杂症，条分缕晰，开后人无数法门。兹祖其意，略附以温疫所受之原及诸名家所论，与夫似温症而实非温症等法，汇为一册。非敢云指南之鉴，然其中一二心得之处，未必不可补前人所未逮，而为青囊家之一助也。

静居氏自序于药书草堂

---

　　① 自序：原本此行下端钤"慎斋"印章一枚。

　　② 局方：此处的"局方"系指一般的通用方剂。宋朝官刊《太平惠民和剂局方》一书影响深远，后世遂称通用的丸散方剂为局方。

　　③ 嘉言：喻昌之字。明末清初医家，号西昌老人。撰《寓意草》《医门法律》《尚论篇》等书。

　　④ 尚论篇：即《尚论张仲景伤寒论重编三百九十七法》。书名。八卷。明末清初医家喻昌撰。

　　⑤ 洵：的确，诚然。原作"询"，据医学大成本改。

　　⑥ 元灯：宗派，渊源。

　　⑦ 论：原作"伦"，据医学大成本改。

　　⑧ 麟郊：戴天章之字。清代医家。著有《广瘟疫论》等书。

目 录

卷 四

卷一

引录孙真人论温一则①

　　孙真人曰:《易》称天地变化, 各正性命, 然则变化之迹无方, 性命之功难测。故有炎凉寒燠②, 风雨晦冥③, 水旱妖灾, 虫蝗怪异。四时八节, 种种施化不同, 七十二候, 日月运行各别。终其晷度, 方得成年, 是谓岁功毕矣。天地尚且如此, 在人安能无事。故人生天地之间, 命有遭际, 时有否泰, 吉凶悔吝, 苦乐安危, 喜怒爱憎, 存亡④忧畏, 关心之虑, 日有千条, 谋身之道, 时生万计, 乃度一日。是故天无一岁不寒暑, 人无一日不忧喜。故有天行温疫病者, 即天地变化之一气也。斯盖造化必然之理, 不得无之。故圣人虽有补天之极, 参天之德⑤, 而不能废之。虽不能废之, 而能以道御之。其次有贤人, 善于摄生, 能知搏节, 与时推移, 亦得保全。天地⑥所生之物以防备之, 命曰知方, 知方则病无所侵矣。然此病也, 俗人谓之横病, 多不解治, 皆曰日满自差, 以此致枉者, 天

---

① 引录孙真人论温一则:出自《千金要方》卷九《伤寒例第一》首段。明·张鹤腾《伤暑全书·古今名医暑证汇论》中亦引此论。

② 燠(yù 玉):热、暖。

③ 冥:医学大成本作"暝"。

④ 亡:原作"忘", 据医学大成本改。

⑤ 补天之极参天之德:《千金要方》卷九作"补天立极之德"。《伤暑全书》作"补天之极之德"。

⑥ 天地:此后据《千金要方》卷九《伤寒例第一》疑脱"有斯瘴疠还以天地"八字。

下大半。凡始觉不佳，即须救疗，迄至于病愈，汤食竞进，折其毒势，自然而差。必不可令病气自在，恣意攻人，拱手待命，斯为幸矣。

温证正名论

《内经》曰：气合而有形，因变以正名，故病必先名正而后言顺。如伤寒、温病，名实悬殊。汉张仲景专究伤寒，其书以伤寒立名，详列六经诸证，然后治法井然不乱，所谓名正言顺也。至温证，特附见其名，而未详论其治，以其书本为伤寒设，非为温证设也。后人不察，遂以温病为伤寒，因以伤寒之法治温病，其误久矣。惟刘河间治温，独出手眼，为功甚钜，惜仍附入伤寒门中，未正其名。昆山王安道先生，受业于朱彦修①，著《溯洄集》② 二十一篇，始言温病不得混称伤寒，发明温病脉右盛于左，由怫热在内，虽间见表证，而里证为多，法当治里热为主，而解表兼之。亦有治里而表自解者，于是温病之名始正。厥③后，喻氏嘉言著《温病语录》④，言温病热自内出，经气先虚，虽汗之多不解，反复申明不可汗之禁，以为发汗死者，医杀之也。张氏璐玉⑤，因之论伤寒自气分传入血分，温病由血分发出气分，并申明伏邪自内达外，最忌辛温发散。于

---

① 彦修：朱震亨之字。元代著名医家，金元四大家之一。撰《格致余论》《局方发挥》等书。

② 溯洄集：即《医经溯洄集》。书名。一卷。元末明初医家王履撰。

③ 厥：代词。相当于"其"。

④ 温病语录：指喻嘉言《尚论后篇》卷二《会讲篇·会讲〈刺热篇〉温论述上古经文一段》。

⑤ 璐玉：张璐之字。清初医家，晚号石顽老人。撰《张氏医通》《伤寒缵论》《伤寒绪论》等书。

是温病之旨渐畅，惜喻氏议论太繁，未免芜而寡当。而张氏仍杂入伤寒条例，亦觉择焉未精。至若吴又可论邪伏膜原，创达原、三消等法。吾乡戴麟郊先生，复广其说，增入色脉兼夹诸条，立法甚精。但二书惟主膜原，温从湿化之义，仅能治湿温之病，不能治三焦温热之邪。近时杨君栗山①《寒温条辨》② 一书，荟萃前言，折衷理要，辨明温病与伤寒异受，治法各殊。立论以清邪中上焦、浊邪中下焦及温病出血分发出气分诸说，为温病发受之原。遵《内经》热淫之旨，参河间通圣之义，变为增损双解诸方。其说似创实因，其法似奇实正，温病一证，乃得名正而治详矣。迄今遇温病用其法，十全八九，或疑膏黄硝石过凉，易于冰伏，不知吴方本为火化之病而立，非可概治他病也。如纪晓岚先生《笔记》③ 云：乾隆癸丑④春夏间，京师多疫，以张景岳法治之，十死八九。以吴又可法治之，亦不甚验。有桐城一医，以重剂石膏，治冯鸿胪⑤星实之姬，见者骇异。然呼吸将绝，应手辄痊，踵其法者，活人无算。有一剂石膏用至八两，一人服至四斤者。虽刘守真⑥之《原病式》⑦。张子和之《儒门事亲》专用寒凉，亦未敢至是。可知病随气发，

卷 一

一

三

---

① 栗山：杨璿之号。清代医家，字玉衡，晚号栗山老人。撰《伤寒温疫条辨》等书。

② 寒温条辨：即《伤寒瘟疫条辨》。书名。六卷。清代医家杨璿撰。

③ 笔记：即《阅微草堂笔记》。书名。二十四卷。清代文学家纪昀撰。

④ 乾隆癸丑：乾隆五十八年，即公元 1793 年。

⑤ 鸿胪：官名。专管朝廷庆贺吊丧赞导之礼。鸿，声；胪，传。传声赞导，故曰鸿胪。

⑥ 守真：刘完素之字。金代医学家。撰《素问玄机原病式》《宣明论方》等书。

⑦ 原病式：即《素问玄机原病式》。书名。一卷。金代医家刘完素撰。

治随病更。经曰：必先岁气，毋伐天和。医者能推其岁①气，正其病名，施其治疗，无不获效。兹特述其大略，因名之日温证正名云。

温证汇海论

百川共汇于海。海也者，汇百川于一源也。如温证自《灵》《素》以下，历代名贤，各有著述。惜乎皆混入伤寒中，求其类聚于一源者，多不概见。于是遍集诸书，以求归宿。粤稽《内经》热病、刺热等论，井井有条，至为详备，此温证之发源也。秦越人著《八十一难经》云伤寒有五，温病附于其中。仲景《伤寒论》云：太阳病，发热而渴，不恶寒者，为温病。所以提纲列目，正见温病之治，不同于伤寒。而后人转因此混寒温为一门。考《史记》，仓公治热病用火齐汤。火齐汤者，三黄汤也。是温病宜凉不宜温，主里不主表，前乎仲景，已有成法矣。后贤如子和②、东垣专理内伤，丹溪力矫《局方》温补之非，子和发明泻南补北之义。其书皆有功医事③，而于温证未有定论。河间凉膈、双解诸方，识超千古，惜仍附入伤寒，未特成一书，以垂世立教。迨王安道先生《溯洄集》始辨明寒温，灿若列眉④。后此，喻嘉言《尚论篇》云：温暑湿热之气，交互结蒸，人在其中，无隙可避。病者当之，魄汗淋漓。一人病气，足充一室，况于联床并榻，沿门合境。种种恶秽，人受之者，亲上亲下，各从其类。所谓大头、捻颈、瓜瓤、杨梅诸温，名

① 岁：残抄本、三三医书本、医学大成本均作"运"。
② 子和：医学大成本无此二字，疑衍。
③ 事：医学大成本、残抄本、三三医书本皆作"学"。
④ 列眉：表示所见极其真切，像人的眉毛那样明白显见。

状不一。又论东南地气卑湿，温邪易受。其《温病语录》一书，论之尤详。吴又可独抒心得，发明温厉①之气，自口鼻入膜原，特制达原、三消诸方，祛秽逐邪。麟郊戴氏，因而广之，其法更备。长洲张氏璐玉，著有《医通》《缵》《绪》② 二论，言温病慎勿误认伤寒，而与表药发汗，不惟不解其热，转变危殆。治法当从双解、凉膈诸方，两解表里。以上各家，虽流别③稍殊，而渊源则一。譬之江淮河济，各擅波澜。栗山杨君，因是溯流穷源，而成《条辨》④ 一书，阐明邪伏三焦之义，推河间双解为增损双解、清化、神解诸方。以温邪皆秽浊之气，用僵蚕⑤、蝉蜕清化之品以升之，芒硝、大黄猛勇之剂以荡之。其于治温一法，可谓集⑥诸说之大成，而包罗万有，总会众流者也。历考方书，惟张氏景岳，偏于温补，治温稍异诸家，就其中论证立方，非无可取。他若柯韵伯⑦《温暑指归》⑧，辨明冬不藏精及三气合病之理；叶天士《温热论》详著通阳救阴及辨舌验齿之法；以及《松峰说疫》《温疫论类编》⑨ 广入方言，俱有微旨，拟之支流曲涧，皆可资灌溉之功。而求其汪洋浩瀚，

---

① 厉：通"疠"。

② 医通缵绪：即《张氏医通》、《伤寒缵论》、《伤寒绪论》。书名。清代医家张璐撰。

③ 流别：流派，类别。

④ 条辨：即《伤寒温疫条辨》。

⑤ 僵蚕：原作"姜蚕"，据三三医书本改。

⑥ 集：原作"药"，据医学大成本改。

⑦ 韵伯：柯琴之字。清代医家，号似峰。撰《伤寒论注》《伤寒论翼》《伤寒附翼》，合称《伤寒来苏集》。

⑧ 温暑指归：即《伤寒论翼·温暑指归第五》。篇名。

⑨ 温疫论类编：书名。五卷。清代医家刘奎撰。

确乎为众派之归宿，吾于栗山一书，有观海之叹焉。狃①于伤寒旧习者，倘亦如河伯之旋其面目②否乎？

温证穷源论

客有问于予，曰：温证有源乎？予曰：有，厉气者，温证之源也。夫厉气自口鼻入，中人三焦，内通脏腑，传变不一，乃天地间别有一种疵厉旱潦之毒气，非四时不正之常气可比。如《内经》冬不藏精，春必病温，仲景《太阳篇》不恶寒之温病，以及风温、湿温，犹是四时不正之常气也。惟厉气则不然，中人则人病，中畜则畜伤，且此隅病而彼隅安。可知气至则病，气不至则安。试观天之寒暑，地之草木，应候而生，应候而更，概可见矣。《平脉篇》③云：清邪中上焦，浊邪中下焦。以此悟之，邪中三焦，又可征矣。此温证感受之源也。盖温厉之气，多行于岁火太过之年，流行一方，民病相似。邪之中人，潜伏三焦，无声无臭，郁极而发，发时为病不一。考《评热病论》问：有病温④者，汗出辄复热，而脉躁疾，狂言不能食，病名为何？对曰：病名阴阳交，交者死。参之今之治温者，往往强发其汗，而邪不解，其义显然矣。且邪伏三焦，其病作之状，有可得而言者。肾通心脏之阳，又为胃之关门，胃为交会之地，两阳合明，病从其象。故上焦受邪，则胸闷壮热，背胀气急；中焦受邪，则呕吐胁痛，口渴胃痛；下焦受邪，则二便或有或无，或腹痛便血。三焦俱受，则头痛如破，腰痛如折，一身不

---

① 狃（niǔ 扭）：因袭，拘泥。
② 河伯之旋其面目：语出《庄子·秋水第十七》。
③ 平脉篇：应指《伤寒论·辨脉法第一》，"平"疑作"辨"。
④ 病温：原作"温病"，据《素问·评热病论》篇乙正。

动，往往昏愦，反似虚寒。有脉或沉伏如丝，而病现壮热烦渴者，有舌或白滑，而口干咽燥者，有便利而解脓血者，外虽似寒，内实大热，所谓亢极似阴，若不细心研究，误投温补，祸不旋踵。详此治法，栗山杨君先得我心。《寒温条辨》书出，首列升降一方，以一方化至十余方，轻则清之，重则泻之，与吴氏达原变而为三消等方之义同。但达原者，因岁土太阴之政，邪发膜原，故立辛温苦寒之法，此湿土之正治也，与三焦有名无形不同。考《中藏经》云：三焦者，人之三元气也，号曰中清之府，总领五脏六腑，荣卫经络，内外左右，上下之气。三焦通，则内外、左右、上下皆通，闭则皆闭。可见温邪困伏，为病不一，且是经为手少阳，与命门相火为表里。故焦字从火，义可思矣。少阳又为半表半里之境，邪伏于此，则出表入里，任其所为，治法自当表里兼治，双解法所为独得其旨也。假令伏邪初萌，外为寒湿所困，时俗治法往往投以辛温发散，一汗而表解。解后温邪继发，而仍守表里常格①，每见变生仓卒。若以治温之法治之，无不随手而愈。更有虚寒，兼夹温症，得双解病势甫平。虚寒随见，或以温补之法，偶尔成功，遂大谤双解之非。此不明兼夹之故，岂足以言经权也哉。

羊毛疹辨

按羊毛疹之说，倡于张阳和，辨于沈萍如②。阳和以其法

---

① 常格：固定的格式。
② 沈萍如：清代医家。撰《鲙残篇》一卷。内有《羊毛疹子辨论》一篇，较为详细地讨论了"羊毛疹"一病，可参照理解本节内容。

治病，多所全活，余及疡医濮韫良①，皆身受其益。余踵其法，以愈诗人何南园②。南园酬我以诗，载在《诗集》③。萍如引《证治准绳》《说铃·谈往》④及⑤御纂⑥《医宗金鉴》三则，逐条辨释，并斥阳和指灾异为常病。余请为平心论之。夫明于理者，不可惑以神怪。《准绳》妇人散毛之说，本属不经。《说铃·谈往》乃文人纪⑦载，未必深悉医理。且云有红点在背，既未明言为疹，亦未确指为疔，云包羊毛一缕，则与阳和所治，擦出羊毛甚众者不符。云无得活者，则与阳和救治多人不合。是此条与羊毛疹全无干涉。惟御纂《医宗金鉴》载有羊毛疔，形症治法，井井有条，且言后心有红点，隐隐如疹形，则疔与疹相通，固已明著其端矣。萍如乃谓吴太医未尝经见此证，因《准绳》载有前条，不敢遗又不敢信。不知《金鉴》一书，乃我皇上仁育万物之心，一时秉笔，皆老师宿学，所载证治，确而有征，岂他书不足取信者比⑧耶。萍如引经文毛虫属木，及肝胆属木，其气腺之说，以为羊毛疔证乃少阳经病，木邪侮金，发于肺部、膻中、背俞之分，独不思疹亦肺病乎？木邪侮金，可以为疔，独不可以为疹乎？若谓从前方书，未见其名，遂弃而不信，则读汉以前之书，将谓世无痘证，可乎？至其详列岁

---

① 濮韫良：清代外科医家。隋霖《羊毛瘟证论·方昂序》中记载："余需次金陵六载，所识医士……濮韫良长于外科。"

② 南园：何士颙之字。清代性灵派诗人。撰《何南园诗选》等书。

③ 《诗集》：即《何南园诗选》。书名。两卷。清代诗人何士颙撰。

④ 《说铃谈往》：笔记小说，清代吴震方编。

⑤ 铃谈往及：原脱，据医学大成本补。

⑥ 御纂：原本此句抬头以示礼敬。原本及残抄本、三三医书本中凡涉"御纂""皇上""金鉴"等与清皇权相涉的词语皆用抬头方式。

⑦ 纪：通"记"。

⑧ 比：原作"此"，据残抄本改。

气，谓前此丁亥癸未，未闻有此证，则尤所谓刻舟求剑，视古今成一印板天地，而造化为无权矣。若羊毛之名，原不必泥。《礼》云："羊曰柔毛①。"或取毛之细弱，有类于羊而名。《易·大壮》以羊象阳，羊为兑象。或如萍如所言，少阳经病，以羊象少阳，或如萍如所言，木邪侮金，以羊象兑金，于义皆有可通，复何訾议耶。若云荞麦面久搓，能落毛发，则毛之一搓即出，及必待针挑而后见且毛间五色长短不一者，又何说耶？总之阳和②立法原有活人之功，萍如著书亦为济人而设，乃阳和既未能自畅其说，而萍如又徒逞一己之私见，而不酌事理之平。其书中罨酱生毛之喻，及少阳为枢，枢辟而毛化，枢滞而人死之论，亦多可取。独其据《说铃》指为灾异，则是理不足，而以危语相恐吓，非君子立言之道③也。夫医者，意也，当参活法，毋狃成心。况《金鉴》明载有羊毛疔，以疔例疹，正可举一反三，何灾异之有。如《晰微补化》④之羊毛痧胀、《金镜录集解》之羊毛痧证，种种皆可印证，岂可尽指为灾异耶？余浅见寡闻，未能博考方书，惟准以情理，参以见闻，觉疔疹皆属温邪，重则为疔，轻则为疹，结则为疔，散则为疹。治疹者但治其温邪，而毛自化，与《金鉴》治疔之法相仿，间或加以挑擦，亦祖《内经》泻热之义，于人亦何所损。夫医乃仁术，生命所关。惟望二三同志，毋狃于有此说而借此居奇，尤毋狃于无此说而直废成法，使可治之病，横罹夭枉。虚心辨证，按

---

① 柔毛：古代祭祀所用之羊的别称。语出《礼记·曲礼下》。
② 和：原作"相"，据医学大成本改。
③ 道：原作"差"，据医学大成本改。
④ 《晰微补化》：即《晰微补化全书》。书名。两卷。清代医家郭镳撰。

证立方，务求切实功效，而不徒为哓哓①口舌之争，则于张、沈二君之心，两无所负，并能推广《金鉴》仁育万物之功于无穷矣。讵②不足增医林之光，所③为苍生之福哉。

又按痧、疹二字，遍检字学，有疹无痧。想痧字，乃近世之方言也。考疹者，瘾疹也，皮外小起，又痹病也。与今所见之疹，如云头，如疙瘩，如粟起，如痱瘄④，颇与字学相符。多属风热郁于手太阴肺、足太阴脾。困于里，故腹痛；散于表，故瘙痒。虽曰微恙，调治不当，多成痼疾，甚者闭闷即危，可不慎与。

又考痧之形证，每逢盛行之际，比户皆然。患者身发壮热，咳嚏频频，现形如霞如锦，有轻有重。轻者三日渐没，重者七日尚不能遽退。闭者一二日即毙，毙后浑身青紫。有邪化不尽，多延岁月，或羸疲潮热，或肌肤甲错，或咳吐脓血，或牙龈破烂，种种不一，竟无一起，良可悲夫。昔贤论属胎毒，发自六腑，于理未确，予则谓天行疫气使然。今人肖形命名，痧字与疹字，义原可通，况古人原有痧即是疹、疹即是痧之说。《内经》曰：金位之下，火气承之。明指热邪郁于肺、胃、膻中、胸膺、背俞之分，以此悟彼，羊毛温疹可以类推矣。

治温证当明气运方隅高下人质强弱论

尝考历代名贤，绝无一人专言温病之源，只《内经》温病刺五十九穴以泻热一语而已，未有汤药治疗也。不知天地之大

---

① 哓哓（xiāoxiāo 潇潇）：争辩。
② 讵（jù 句）：何，岂。
③ 所：医学大成本作"而"，义胜。
④ 瘄（cù 醋）：疹子。

运，偏阴偏阳，数十年必一更转。如南北高下之不同，水土刚柔之各异，人质因之而强弱。或逢大运君火，则河间之凉膈、通圣，是其时也；运转寒水，则《医贯》《全书》①《锦囊》②之辛热温补，中其病也。或湿土之运，吴氏之达原、三消，相火之运，栗山之升降、双解，皆在所必需。至于风木燥金，可以类推矣。要之，数君生不同时，居不同方，其书原俟后人对证采择。乃知刘氏乃大运君火之时，大运有君火，则必有寒水，此时大运偏阳，逾时又必偏阴。惟是推之以运，征之以病，验之以药，则知气运有偏胜，而用药亦必有经权。苟执前人印定之书，心胸为其所滞，而不通变，则与痴人说梦，有何异焉？

又五运六气，周甲而更，随运而转，偏阴偏阳，孰寒孰热，自有定理。而后人随证之治，所著之书，寒热不同，补泻各异，前贤历历可稽。犹有未经发明之处，如大运六十年一更，小运十二岁一转。静揆③其理，大运六十一更，乃定数也，小运十二一转，乃变数也。定数可稽，变数难察，犹易卦之爻理难穷。惟业医者，心领神会耳。如厥阴风木之运，则承上太阳寒水之运而来，考之于经，明之大运已转风木，而所现之证，所施之法，仍属寒水。厥后渐渐不应，而以风木之法治之，又如影响何也。运虽按甲而更，而上运之余气，不能遽已。譬如大水之后，巨浪虽平，细流未息，直待本运转正，则天下之人，咸知其为某运也。是时英贤随运著作，书帙甫成，尚未广行，孰料运又暗更，人犹未觉，据其书，用其法，施治罔效。当运之贤，

---

① 全书：即《景岳全书》。
② 锦囊：即《冯氏锦囊秘录》。书名。五十卷。明代医家冯兆张撰。
③ 揆（kuí 葵）：估量揣测。

又讥前非，不知运气循环，周而复始。逾数十年，逢其运，用其书，施治而无不应。明乎此，非书之偏也，乃运之更也。大运如此，更有小运转迁，客气加临，非神而明之，乌能洞悉，业医者更当心领神会耳。

发明温热伤寒不同断断不可混治

伤寒温热二证，同受天地之气为病，咸云厉杀。自古至今，人相习而不察，据其外证，恶寒、发热、头痛、身热，无不以伤寒为名，皆混于象而不察其证，执其常而不观其变，概名之曰伤寒。孰知岐①出多端，岂可一律论哉。且伤寒为病，一日太阳，二日阳明，三日少阳，次之三阴，七日传遍，不再传矣。在表一汗而解，在里一下而解，在胸一吐而解，确有定期定证可据。若温热则变化无常，感受不觉，莫可寻思，其发也不循经次，乘窦②而作，亲上亲下，各从其类。感之轻者，即体虚之人，照常疫③治之，亦随手而愈。受之重者，即强壮之辈，一病无不头痛、寒热、身体酸疼，有似伤寒，而误以治伤寒之法治之，强发其汗，而汗反无，转增神昏胸闷，胎刺舌黑，谵妄呃逆等危，致津液枯竭，真阴内败，无生机也。其尤重者，一病即神识不清，舌黑鼻燥④，肢冷脉伏，有似虚寒。医者见此，每每投以姜、附、参、桂，无不立毙。要之，辨证贵精，虽外现寒象，内兼一二热象可疑之处，即当细心详究。如咽干

---

① 岐：通"歧"。

② 窦：本义为"孔穴"，此处引申指空虚之处。本书卷四"十三案"曰："邪之中人，乘人之虚。如水之趋下，遇窦即留，何分远近。"

③ 疫：原作"瘦"，据医学大成本改。

④ 燥：残抄本、三三医书本、医学大成本均作"煤"。

口苦，舌赤心烦，气喷如火，坐卧不宁，二便短少等证，自当以里热为真，外寒为假，经所谓亢极似阴，施治必须寒凉，故辛温之品，皆为戈戟。经又曰：寒者热之，热者寒之。寒为阴邪，治阴邪以阳胜，麻、桂、姜、附等汤是也。温属阳邪，治阳邪以阴胜，三黄石膏、双解、凉膈等方是也。二证寒热不同，汗下各异，断断不可混治。大抵伤寒汗解在前，温证汗解在后。伤寒下不厌迟，温证下不厌早，此曷故也。伤寒之邪，中人肌表，可一汗而解。温毒之邪，中人内脏，不但汗不能解，即屡下尚不能敌其凶厉之锋。正如酷暑炎威，烁石流金，非大雨滂沱，商飙①顿起，不能变火境为清凉，化刚强为柔顺。夫然后天露降，土膏润，萎草苏，人身亦然。揆之以理，天运为之。近年以来，冬无层冰积雪之寒，反多温暖之天，患伤寒者少，病温热者多。况东南之地，阳气常泄，偶有风寒，多属感冒②，非西北地③高风冽，多病伤寒可比。间有不然，五运交换，寒暑更易，有相火之运，则必有寒水之年，斯时南北气运，又不可同日语也。苟明气运更迁之理，而为治病之大纲，其于伤寒温热，判若黑白，了无余蕴矣。

治温毒当与治痘毒同参

痘毒者，父母情欲之火也；温毒者，天地疵厉之火也。同一火也，为病各殊。痘感未形之先，发于既形之后，必待天行疫气，击而后发，如石中之火，不击则不出也。是疫为击火之器，火为发痘之原。古人谓痘为温疫之一端，诚哉此言。治痘，

---

① 商飙（biāo 标）：秋风。
② 冒：原作"胃"，据医学大成本改。
③ 地：原作"理"，据医学大成本改。

法以升散攻利，保元化毒，导邪外出为先，尚有一定之规模。不似温毒有质皆伤，如枣得雾即枯，蟹得雾即死，人中之无论老幼强弱，一触即病。至其失治，较痘之焦头破额，烂胃腐肠，实同一辙。更有甚者，毒闭不出，如痘之折腰、发班①，温之肤紫、衄血，形异情同。考之《内经》诸痛疮疡，皆属心火之旨，为火言，非专为痘言。余以静理参之，上古人情淳朴，饮食淡泊，即有七情六淫之火，为害亦小。不似今人腥膻适其口，炙烙充其腹，醪醇灌其肠，嗜欲劳其精，起居失其时，一遇天行温毒，邪未中人，而人以预损之躯，早已招邪外入，与内蕴之火，两相博②激，其致病与痘相同。痘得天真之体，尚称完全。温欺残伤之身，诚难施治。予一得之见，请证③□高明。

治温当以保元为要

人身元气，犹大厦之栋梁，四壁结构，层檐飞覆，无不附此而出。一遇温邪，如火沿焚，即当扑灭，庶几梁不腐而厦不倾。观妇人怀妊患温，去其邪而胎荫如故，大可觉悟。请以藜藿④之夫、少壮之辈论之，年华方盛，气血方刚，一受温邪，即当先行逐邪。俾⑤邪去正安，不必保元，而保元之意已寓其中矣。尝见世人，拘泥者多，融会者少，一见患者温邪萌作，神疲体倦，色晦无神，多疑正不胜邪，不审人之强弱，概以扶正化邪、育阴化热为主，视为平稳，每每因循失治，变生仓卒。

---

① 班：医学大成本作"斑"。按"班"，通"斑"。
② 博：医学大成本作"搏"。按"博"，通"搏"。
③ 证：此后脱一字。残抄本、三三医书本此后均空一格，表示阙字。医学大成本此后直接连接下文。
④ 藜藿：贫者所食的野菜。
⑤ 俾（bǐ笔）：使。

殊不知温毒酷厉，敝人清神，真实假虚，最易滋惑，急去其邪，即是保元。惟有真虚者为难，一受温邪，如懦人招事，不敢声张，当审明何脏虚损，照四损不可正治条参看。先固其虚，后治其邪，斯为合法。经所谓毋实实，毋虚虚，即此意也。然而，实者如栋梁大厦，尚可撑持，虚者比朽木颓垣，无所倚恃。斯时烈焰焚空，为问救梁是务，救火是务乎。意欲保元而病邪不去，将欲去邪，而正气先伤。医者处此，每有无所适从之叹焉。然未尝无法也。曲直方圆，皆归绳墨；善战善守，出自将才。古人谓：用药如用兵。一补一攻，一补三攻，非无成法。于邪盛之际而攻之，攻邪不伤元气；于邪衰之候而补之，补正无妨病邪。斯为攻补两得其宜，不犯虚虚实实之弊，即所谓保元之要说也。然虚实之当辨，岂独为温病一证设耶。

吴又可为治温证千古一人

温热一证，自轩岐以下，千百年来，绝无一人专言此病者。前已申明，兹复何赘，意犹未尽，请再详之。夫《灵》《素》一书，圣经也，一言而包万有；《伤寒》一书，圣文也，一海而汇百川。圣经既已发明伤寒、温病两途，长沙医圣，自必有文以阐经旨，断不能详于伤寒而略于温证也。想因兵火之后，《伤寒》一书，尚出自散亡之余，温证之文，遗失殆尽，无自追寻欤。迨至吴又可，能辟千古之案，独开生面，自创自因，发明邪伏膜原，及论证剀切详明，治法井井，俾后世业医者得以问津，谓非千古一人？而厥后戴氏广其论说，活人之功，岂止亿万？虽其立义，仅详湿温一门，栗山杨氏，因其绪论，推明气运，阐河间之奥义，而治温之法益详。然原其作始，创立专书，标明宗旨，吴氏之功，诚不可泯云。

温病有表证无表邪论

温属厉气，自口鼻吸入，流布三焦。越人云：上焦在胃上口，主纳而不出；中焦在胃中脘①，主腐熟水谷；下焦在膀胱上口，主分别清浊。细绎经文，三焦虽有名无状之腑，而实总统于胃。胃者，五脏六腑之海，主里不主表。温邪自里达表，故治温诸家，有下不厌早之说。盖在经谓之表邪，在胃谓之里邪。温病有里邪，无表邪，与伤寒表邪传里方为里邪者不同，故当专治里邪。或问温病既无表邪，焉有表证？如太阳之发热、头项痛，阳明之目痛、鼻干、眉棱骨痛，少阳之胁痛、耳聋、寒热口苦，伤寒有之，温病亦有之，何谓也？予曰：不然。伤寒之表证，皆表邪显呈于外也，故有表邪，因有表证。温病之表证，即里邪浮越于外也，故有表证，实无表邪。又可吴氏所谓热淫之气，浮越于某经，即现某经之证者，此也。试以格物之理言之。燃薪于一室，烟②必迷漫于当③空，人望其烟而指为烟，不知烟之有其本也。《内经》云：有在其标，而求之于本，使治其标，而忘其本，不几误哉。尝见今之治温病者，一见发热头痛，遂误认表邪，桂枝麻黄，习为常例，不但双解、凉膈不敢遽投，即神解、芳香亦不敢遽用，皆缘辨证不明，故致贻误。夫三焦总统于胃，胃气能敷布十二经而荣养百骸，毫发之间，靡所不贯。温邪本厉气耳，浮越于经，而现表证则有之，谓表邪则断断无也。问者曰：唯唯。既而又曰：温病亦有无表证者乎？亦有兼表邪者乎？予曰：有。无表证者，

---

① 脘：原作"腕"，据三三医书本改。
② 烟：原作"切"，据医学大成本改。
③ 当：原作"常"，据医学大成本改。

温邪内伏，如穷凶巨寇、埋伏之兵，更为酷厉，非严肃之师不能克治。至于温邪萌作，而为表邪所困，自当兼治其表，如九味羌活汤、荆防败毒散①、栀豉汤之类，先解表邪，再治温病，方为合法。此温病兼表邪则有之。若谓温病有表邪有表证，则误矣。于是问者曰：予今而后始知治温病者，不可误认表邪而强发其汗也。

治温证当明五兼十夹

温病兼夹，不可不辨。素无其证，与温邪合病，谓之兼；素有其证，与温邪并病，谓之夹。是温病为本②，兼夹为标。若辨之不明，未有不以标为本，甚至治其标而忘其本者。阅古方书，惟麟郊戴氏，有五兼十夹之说，其意甚善，惜乎略而不详。如五兼详于风寒，略于燥火，十夹详于本证，略于阴阳。兹于未备者补之，烦冗者删之，使后之治温病者，凡遇兼夹之证，胸有成竹，不致歧路亡羊，宁不为温病中增一法门耶。即以六淫论之，暑必兼湿，故夏伤于暑，秋必病疟，夏伤于湿，秋必病痢。其所以为疟为痢者，夏之暑与湿相兼为患也。至于夹证，尤为明显，如内伤饮食、外感风寒之类，相并而为患也。若不细为考核，徒讲兼夹，不究温病，误矣。即究温病，而不知兼夹，更误矣。尝见温病有兼夹之证，轻者必先治表，后专治温，重者表里两急，自当双解。若胶执解表在前，无不贻误，诚可悼叹。果能明乎温病之兼夹，治温病不遗兼夹，治兼夹无妨温病，或先治兼夹，或专治温病，或治兼夹而温病渐轻，或

---

① 散：原作"败"，据医学大成本改。
② 本：原作"表"，据医学大成本改。

治温病而兼夹自除，庶几温病兼夹，两相发明，而于治温病也，燎①若指掌矣。

舌胎论

舌胎之说，肇自长沙。然所论者，只白胎一种，其余概未之及。后人《金镜录》②《观舌心法》③《伤寒舌鉴》④诸书，立说甚详，皆伤寒舌胎之梗概也。若温病热邪，自里达表，舌胎尤不可忽。盖伤寒一证，自表入里，六经传变，一病舌无不白，可一汗而解。其不解者，寒郁化热，舌胎必由白而黄，由黄而黑。邪已传腑，自当攻下，有一定之规。若温病则不然。三焦受邪，不循经络，传变不一，且少阳为三阳之枢，出表入里，任邪所为。即有发热头痛之表证，实无在经之表邪，书所谓有表证无表邪，诚至言也。既无在表之邪，是以有一病即黄即黑之舌胎，自当有急攻急下之汤药，以救燃眉。若泥伤寒之说，必俟邪入胃腑，胎转黄者，方可攻下，恐病温者，肠胃腐烂，早赴九泉矣。至于白胎一种，更宜细察。其胎虽白，燥而无津，此白砂胎，中必夹湿，至死不黄。或白而润，舌本必赤，或有红点，如古所谓虫碎舌，法当清解，不宜温燥。若误认外感，而投辛温之剂，害不旋踵。其他诸舌，种种不一，而温邪进退之机，大都不出乎此。今特为详辨，愿同志者，早具燃犀⑤之目，俾胸有把握，亦如舟师⑥之有舵，庶几操纵在我，所

① 燎：明白，明了。
② 《金镜录》：即《敖氏伤寒金镜录》。书名。一卷。元代医家杜本撰。
③ 《观舌心法》：即《伤寒观舌心法》。书名。一卷。明代医家申拱辰撰。
④ 《伤寒舌鉴》：书名。一卷。清代医家张登撰。
⑤ 燃犀：喻能明察事物，洞察奸邪。
⑥ 舟师：指船夫；舵手。

往无不利也。

又如陶节庵①《伤寒六书》三十六舌，可谓至详至备矣。但伤寒之舌，表邪传里，寒化为热，方现出黄胎，不似温病邪自里达表，一病即现黄胎，以此为准，万不失一。至愈下而舌胎愈黑愈燥者属阴虚，润者属阳微，皆死候也。更有舌赤无胎，如太阳初出之状，闪灼不定，胃中阴阳皆绝，万无生理。以上阴虚、阳微二证欲百中救一，阴虚者，麦味地黄汤合养阴法，阳虚者，术附合理阴法，补其未逮也。

望 色 论

望色重于切脉。《内经》云：上古使僦贷季②理色脉，而通神明。又云：能合色脉，可以万全。盖脉动于内，其理甚微，色现于外，其象至显。且有诸内必形诸外，可一望而知之。如肝热左颊先赤，肺热右颊先赤，脾热鼻赤，肾热颐③赤，心热额赤之类。观于某部之赤，即可以识某脏之热矣。推而论之，青则为寒，黄则为湿，黑者多实，白者多虚。温病属热，无不面赤，甚者如大醉后，如暑天远游，面多绷胀红赤。大抵温病初起，天庭必晦；温病将愈，鼻准④先光。垢暗不堪者，病邪必重；松缓微润者，病势渐轻。吴又可谓：望之可憎，如油腻，如烟熏，为温病之色。诚至言也。予静参至理。温病者，厉气

---

① 节庵：陶华之号。明代医家，字尚文，号节庵、节庵道人。撰《伤寒六书》《伤寒全书集》等书。

② 僦（jiù 就）贷季：上古时期医学家，神农时期人。岐伯祖师，医家之祖。

③ 颐（yí 宜）：面颊。

④ 鼻准：鼻尖部。

也。神者，气之余；色者，神之标。亢厉之气，内①受而为病，外现而为色，理固然也。脏腑精华，毕陈于面，人能望面部之色，以知脏腑之病，而不能望脏腑之色，以决生死之机。彼洞见脏腑，一望而决生死者，大都观其外而知其内。使今之人，理色脉而通神明，以为治病把握，胸有成竹，奏效可以十全。若徒讲病情，不知望色，茫然以温病为伤寒，将使病者含冤于地下矣。昔晋景公有疾，医缓视之，曰：二竖入膏肓，不可为也。医缓洞见脏腑，宁非合色脉而参详耶。从古有诸内必形诸外，观其外可知其内，能于色脉而参详之，斯不独为治温病之大纲，即以为治他病之大纲也可。

切 脉 论

切脉一道，古人置之四胗②之末，何也。盖脉之理，易于蒙混，难于显明，如胗浮脉，有力为风热，无力为血虚，一虚一实，千里毫厘。必得望其色，闻其声，问其情，而后参之以脉，方得病之真谛。即以浮脉论之，有力为风热，外必有声重咳嗽，洒洒③恶寒之证；无力为血虚，内必有烦热身痛，蒸蒸自汗之证。若温证之脉，《溯洄集》始略示其概。而尤有难辨者，初起时邪伏血分，脉多沉伏，有似微弱。予初胗此疾，投以辛温发散，每多不效。后细参吴、戴之论，又得《寒温条辨》之书，见其申明气运之更张，阐发温疫之源流，变辛散为清解，变温燥为凉下，遵《内经》热淫之旨，仿河间攻下之法，予胸次为之顿开。可见医学无穷，难以拘执，遂细心研究，守用其

---

① 内：原作"因"，据医学大成本改。

② 胗（zhěn 枕）：诊断。

③ 洒洒：恶寒貌。

法，无不获效。始知初病微弱之脉，乃伏脉也，非沉脉也。及恶寒作麻，乃阳气内闭，非表寒也。投以温剂，所以不效者此也。迨至伏邪渐溃，由里达表，病势更张，脉象变态，或数或洪，或长或大，斯时失治，致真阴受伤，则脉反细数。甚者肢逆脉微，阴竭于内，热灼于中，外则目瞪口张，唇焦舌黑，神昏不语，内则脏腑焦腐，纵有良工，莫可如何。今特序其大略如此，非谓脉之不足凭，正谓胗脉者之宜先审证，而知所通变也。

治温当分老幼不可弃其老为不治

三春旱草，得雨滋荣；残腊枯枝，虽灌弗泽。此言少易治而老难治，试为罕譬而喻。然亦有不尽确者。如"三春旱草，得雨滋荣"之句，乃少壮之辈失治之候。热邪燔灼，煎熬津液，能以大剂苦寒之药治之，即可汗出而愈，信如三春旱草一雨而欣欣向荣。惟以残腊枯枝，拟老人之气血既衰，虽灌溉不能稍回其润，则仅可以论本证，而在温证则或有不然。假使禀先天之厚，处和顺之境，得后天之养，虽古稀耄耋感受温邪，乘其初萌一鼓溃之，真阴真元，俱不受伤，何败之有。即有劳碌衰颓之辈，岂忍弃而不救。古人置有黄龙汤等法，原可破格治疗，至幸与不幸，天也，命也，非医之过也。

温证失治致变不咎误而咎药辨

温病一证，原属火邪，认明证候，急早清解，无不获效，此治温热之法，非杜撰也。奈何世人拘执不化，多致因循误事，反咎清解之非，动云失表冰伏，诚可慨也。究其由，揆其情，盖有四焉：一曰病家，二曰医家，三曰旁人，四曰病者。病家何以致误？尝见稍通文墨之人，自命知医，平居案头，置本草医方数则，逐日番①阅，见大黄称为将军，石膏名曰白虎，惴惴②然者，非一日矣。及遇温证，即势处凶暴，畏双解如蛇蝎，坚执不服，甚至舌黑神昏无可如何之际，强服不应，以致危殆，不曰自误，而曰药误，此病家之通弊也。医家何以致误？如温病极盛，服下药一二剂，汹势略平，邪仍猖獗，自当再行攻逐。病家疑怯，另延他医。或惊曰重剂伤元，或骇曰凉药冰伏，不审病情，先存雌黄之见，说前药之非。急易前药，或养阴，或和解，以为稳当。殊不知温毒燎原，势属燃眉，即急攻急逐，尚未能灭其烈焰，而反行和解，致病者阴枯津竭而死，不曰③后药之非，而曰前药之误，此同道中之积习也。又如旁人，或亲或朋，略明药性，见医方药，强为辞说，动曰如此药，断不可服，或曰寒凉太过，服之必败。此时病家处惊疑之际，心本无定，又闻亲朋如此之言，以为旁观者清，遂致停药，因而致败。败后亲朋仍不知己之误，而犹归咎于前药，诚可痛恨也。更有病者，素处膏粱，性多执拗，不肯服药，或父母姑息，药不尽剂，或暗换汤液，阳奉阴违，在医前云药已服完，病未见减，反责不力。如此种种，医者抱屈，何处伸耶。

治温证不急去邪胶执养阴贻误论

温病热毒之邪，熏灼脏腑，为害最烈。急早凉下，乘其贼势萌动，羽翼未成，使贼不能猖獗，一鼓而先灭凶首，不但贼势易溃，而城郭仓廪，亦无受伤之处，岂不万全。奈人不能见

---

① 番：同"翻"。
② 惴惴：形容又发愁又害怕的样子。
③ 曰：原作"月"，据医学大成本改。

真守定，视膏、黄、芩、连如蛇蝎，守养阴、化邪为良方。殊不知温邪如火，人身如釜，津液如油，煎熬脏腑，势不焦枯不已。若不急抽其薪，徒事扬汤止沸，实与养痈无异。更有扶正祛邪，似属稳当，然此为正气虚者立言，非为邪气实者立法。如果体质素弱，阴阳久亏，或病后，或亡血后，自当救虚为急，养阴扶元之法，在所必需，岂可一例论哉。譬如空城遇寇，必先措置粮饷，充实仓廒①，然后开门拒敌，自无不利。若温病初起，邪气方盛，急行攻逐，使邪不伤阴伤元，而养阴扶元之意即在其中。倘遽投滋补，是犹遗敌兵而资盗粮，害莫大焉。余历此证，十有余年，得心应手之处，指不胜屈，故不惮②反复详述，诚以生命为至重也。

治温证误投辛温香燥重竭真阴论

病有正治，有反佐。正治者，治寒以热，治热以寒。反佐者，治寒病以凉药为向导，治热病以温药为先锋。若温病则正治可，反佐不可，误治更不可。盖温病本属阳邪，治阳邪以阴胜，则真阴不伤。舍正治之法，无二策也。若泥于古法，或任意反佐，真阴受伤，终归必败。更有甚者，辛温迭投，香燥频进，或日事羌、防祛风发表，或连投苍朴，燥湿温中，其尤甚者，姜附香蔻，种种温燥，不止一端，是何异火上加油，岂不益助其焰哉。吾见舌干起刺者有之，舌赤如绛者有之，脉象细数，皮肤甲错，筋抽直视者又有之。噫！真阴已竭，病者死矣。问何以致此，曰：非温燥药之过，乃治温病者误投之过也。夫

---

① 廒（áo 熬）：粮仓。
② 惮：原作"怿"，据医学大成本改。

辛温香燥施于寒湿之证，原属神丹，用为温病之方，何殊戈戟。此亦如膏、黄、芩、连，不宜于治寒而宜于治热。使治温病者，省心自悟，无误治之愆，庶几赫赫①炎威，顿变清凉福地，岂不快哉。

温证下不厌早有首尾宜下辨

考《内经》治温病，刺五十九穴以泻热，明乎温病当以泻热为急。后人因之，而立下夺之法，本即《内经》之意而变通之。盖温热内蕴，津液受伤，虽在初起之时，即宜攻下，万勿泥伤寒先表后里之说。昔贤谓温病下不厌早，诚至言也。下之者，使邪即出，无停留之意。故温病服攻利之后，必有水沫随大解澼澼而出，邪轻者色黄，甚者色赤，剧者色黑，此即无形之热邪下泻，原不拘于结粪之有无。若必待痞②满实③痛，而始行攻④逐，不亦晚乎。其尤要者，虚人实邪，于攻邪之中，必视其何脏之虚，照应虚处，为吃紧要着。如邪胜于虚者，先去其邪，继补其虚。正虚于邪者，先固其虚，后攻其邪。或先攻后补，或先补后攻，或一攻一补，惟医者圆通变化，明体达用，存乎其人，非笔所能罄⑤也。至温病之邪，伏而后发，不似风寒外感，可一汗而已。是以温病投凉下之剂，多有病势猖獗，昧者诧为错治，每每更医换⑥药至误。不知伏邪，犹之伏匿之火，扬之则焰起，非大下迭下，焉能胜此燎原之势。常有石膏

① 赫赫：显著盛大的样子。
② 痞：原作"病"，据医学大成本改。
③ 实：原作"贯"，据医学大成本改。
④ 攻：原作"之"，据医学大成本改。
⑤ 罄（qìng 庆）：尽，用尽。
⑥ 换：原作"模"，据医学大成本改。

用至数斤，大黄用至数两，首尾不彻，始获全功者。大抵温邪传变不一，非一下即能净尽，古人原有如剥蕉心之喻，其邪势轻者，一二剂即愈，重者非迭下不效。若畏药峻猛，怯不透下，欲不至腐肠烂胃①者，几希矣。医者惟见真守定，方无妄治之虞。孙真人曰胆欲大而心欲细，其斯之谓与。

治温邪首重凉下终或温补及不宜妄下过下论

温邪一证屡经汗下，邪虽渐解而真阳真阴自无不伤。或其人素本阳虚湿盛，或调养不善，以致返②复，而证现面青，寒热，食少便溏，舌胎白滑，脉来无力。虽有热象，不得仍以前邪正治，自当辨明阴阳虚处为吃紧关要。如阳虚轻者，香蔻六君补中益气，甚者参附理中；兼阴虚者，理阴为主；纯阴虚者，六味为主；余邪不尽，少加和邪之品，方可救末路之危。至下之不当，谓之妄下；下之无节，谓之过下。妄下由于辨证之不明，过下由于权衡之失度。若辨证明晰，如温病兼表，不宜妄下，妄下则有引邪入里之戒，胸结痞满之危。甚有夹湿夹痰，阴阳素亏，肠胃素弱，以及老人虚人病后亡血后诸证，自不当遽然攻下。吾又见权衡失度者，胗治温病惟守下法，无分虚实，莫辨阴阳。愈下而舌胎愈黑，甚至干红无津，仍然肆行硝黄，置养阴之法为无用。或迭下而热更增，仍投双解，视和邪之方为无济。病缓药急，药七病三，病去元羸，舍扶元之功而不讲。且胎退热轻，病去而下药不彻；阳虚阴败，病后而补剂不施。贼去城空，终归罔济，过下之失，又如此也。甚矣。温病不宜

---

① 胃：原作"肾"，据医学大成本改。
② 返：通"反"。

妄①下，不宜过下，稍一不慎，而当下不下者，转得因以借口，可勿戒与。然而妄下过下之害，实同一辙。惟临证时，神而明之，存乎其人耳。

---

① 妄：原作"表"，据医学大成本改。

卷二

慎　始

温邪慎始，最为要着。常见伏邪轻而发之缓者，尚可迁延时日。若伏邪重而发之速者，一病舌即干红，或紫或黑，人事异常，身体散漫，不能跕①立，颇似虚象。误认为虚，投以温补，往往一二日即毙，可不慎欤。甚有不热反冷，心腹绞痛，酷似中寒。认明舌胎，一见红紫裂纹，或口渴引饮，不论脉之浮沉，放手施治，无不迎刃而解。倘病家、医者疑似畏怯，必致轻变重，重变死矣。更有始治不善，邪化不净，延致潮热津②枯者有之，肺伤咳嗽者有之，肌肤甲错骨立而死者有之。此时纵有良工，莫可如何。初起轻者，神解、芳香、升降选用，重者非大剂双解不可，或黄连解毒合升降散亦可，夹表者败毒散合升降为妙。

温疫之邪，本天地秽恶之气，古人所以饮屠苏，采兰草，取芳香之气，重涤秽也。如神解、芳香、升降、太极等方，皆逐秽之剂，故首列之，以冠群方，与古人之意，有深契焉。

发热恶寒

温病发热，是阳邪外达之机，温病恶寒，乃阳气内闭之象，故与诸证发热恶寒不同。诸证发热恶寒，诸书俱已辨明，兹不

---

① 跕（zhàn 占）：站。
② 津：原脱，据三三医书本补。医学大成本作"干"。

复赘。惟温病发热，必蒸蒸然，由里达表，摸之在肌肉之分，夜盛于昼，或寒或热，或冷或麻，不欲近衣。参之脉象，或沉或伏，或浮或大或数，甚至至数模糊。面色晦暗，神识不清，舌色黄赤，咽喉干痛，剧者一身悉痛，两胁胸腹痛甚。以此数证辨之，温病之发热恶寒，自不能混于他证矣。初起宜清化汤、神解散。如舌胎已黄，大便秘结者，加酒炒大黄下之，或合升降散、太极丸。兼表者，荆防败毒散；兼寒者，九味羌活汤之类选用。如人素本阴虚，感受温邪，不能外达，先有泉竭之危，腰必痛甚，与大剂六味合生脉，先救水源，再治温邪。如人素本阳虚，恒多自汗，怯风恶寒，感受温邪，自当暂以维阳透邪之剂，玉屏风散用生芪合神解、清化，或芳香饮，或人参败毒散，皆可选用。此二证，当参"四损四不足"条参看。温病后寒热，又当参虚实治之。如余邪未净，仍当逐邪，热方能退。无邪，方可清补养阴。更有湿郁发热，愈投凉解而热势愈甚，烦躁不宁，或有汗，或无汗，口干不饮，再视舌胎，或黑而润，或中黑边白，或灰黑不干，小便清利，脉虽长大，必兼软濡之形，此湿郁之热，有似温热也。总以舌润不渴为辨，药当以参附、术附维阳化湿为主，热始能退，若再投寒凉必殆。此温证行时偶有之证，不可不笔之于此，以俟临证采酌。更有阴阳双亏，有汗发热，面赤心烦，躁扰不宁，脉大无力，又当以十全大补汤为专治。一概寒凉，皆非所宜。

不　热

温热之邪，自口鼻吸入三焦。三焦乃手少阳所属，少阳为枢，出表则热，伏里则不热，其理显然。征之内证，舌必干红，咽或痛，口或干，心中嘈杂作烦，夜卧不宁，二便或有或无，时或恶寒作麻，脉必沉数，悉属困郁之象。郁极必热，热则变证不一。审明脉证，轻以败毒、清化、神解、芳香，择其对证主之，重以升降、双解缓缓间攻。亦有始终不热而愈者，亦有因揭宣而病势加重者，乃邪因宣而外达，自当迭进双解，务以邪净为止，万不可半途而废。凡视此证，必须先向病家说明病情，使彼疑释，方可放手医治。若徒执仁心，恐遭谤议。

寒热往来似疟

寒热往来，在伤寒为少阳现证，温病有此，亦属半表半里之邪。与恶寒发热不同，亦与疟不同。盖疟发有时，确有定期定证可据。恶寒发热是一时兼至，故与寒热往来，热已方寒，寒已方热不同。但温证中多有似疟者，或先寒后热，或单热不寒。参看舌白如粉者，达原饮加柴胡。胎黄舌赤，脉数，口干，便赤者，增损大柴胡汤下之。但寒热往来，在初起时是邪郁少阳。少阳为枢，传里则重。始则四肢作麻，寒热往来，继则热①多寒少，再则但热不寒，是温病入里为重。治法于初起时寒热往来，宜用芳香、神解加柴胡、薄荷，热甚加大黄。如热壮烦渴，增损大柴胡加花粉为妙。若邪溃后，用小柴胡汤或参胡三白散加减调治。如正气已虚，寒热往来，又当以补中益气、柴芍六君。兼阴虚者，补阴益气参用。

头痛_{附颠顶痛、头目胀}

温病头痛，乃热邪上干清阳，故头痛，面必赤，神必烦，舌必红，脉必数。认明证候，急与清化、升降二方，使清气升，

---

① 来继则热：原脱，据医学大成本补。

浊气降，头痛自止。如热甚口渴则白虎汤、玉女煎最妙，羌、防、芎、芷，皆非所宜。如兼风寒，面必收束，色必惨暗，舌必白滑，外必恶寒，自当先行散表。审明痛在颠顶，属太阳；痛在满头及眉棱骨者，属阳明；痛在两角，属少阳；兼暑者，必在夏月，皆照加引经药可也。惟温病头痛，浑浑不自知其所苦，所以温邪最易昏人神识也。更有素本真阴真阳皆亏，一遇温病，正不胜邪，阳虚头痛，必现面青、肢逆、恶寒，喜见灯火光，旋又畏之，缘有伏邪故耳。治法从权，暂投参茸膏，贫者党参、桂枝借用亦可。阴虚头痛，面必浮红，舌必干紫，口或渴不饮，恶见灯火光，宜六味地黄，先救肾液，再治温邪可也。

温邪头目胀，乃热邪上蒸①。初起轻者，清化②、菊花、天麻，重则凉膈加荆、防、天麻之类，或神解、太极下之。如阳明有热，目胀，加石膏。舌黄，宿食也，用保和丸、二陈汤，或楂、麦、神曲、莱菔、厚朴皆可选用。如屡经攻下，头目胀者，又属阴虚，宜六味地黄汤治之。

头重头眩

《内经》曰：因于湿者，首如裹。此乃湿热上蒸之故，是以头重。温病亦有之，兼湿者，脉必濡滑，温热者，脉必长大而浮。宜用升阳苦降之药，如清化汤加羌、升、防、芷、龙胆、大黄之类。至头眩，在温病，悉属热邪伏郁中焦，干犯上焦清阳之位，是以眩然如晕。脉必寸大于关，宜用升降散、清化汤

---

① 蒸：原作"焦"，据医学大成本改。
② 清化：即清化汤。

加菊花、天麻。至有兼风、兼痰、兼虚，吴、戴二氏辨之甚详，兹不再赘。惟肾气素虚之人，一遇温热，大耗真阴，阴不下吸，阳无所依，上为眩晕，又当照肾不纳气条治，非大剂潜镇之品不可，如六味地黄加磁石、黑铅。如真阳虚极，少加参、附亦可。此脉重按必空散，或不及尺，以此为辨。

身体痛附身重

温病身体痛，与伤寒有别。寒邪乃严肃之气，气主收敛，中人肌表，故身体多如缚束而痛。温病乃亢厉之气，气主散漫，中人三焦，浮越诸经，营卫怫郁①，身体多如损伤，胀闷而痛。参看面色，或垢或赤，脉或伏或弦数，舌胎或白或黄，舌本必赤，且多红点，辨明色脉，外证虽现发热、恶寒、头眩诸表证，自不得误认表邪，而用表药发汗。初起宜照《寒温条辨》例，用神解、芳香、升降、双解诸方，随其轻重斟酌。至于阳虚者，身体亦痛，外必有恶寒、作麻、自汗、神倦别之，黄芪建中合透邪药可暂用。阴虚者，身体亦痛，乃营血不通，以夜热脉细辨之。湿胜者，身体必重，头如裹，身如石，脉必濡软，逢阴雨更甚辨之。此温病之外，杂证身体痛者，又不可不详辨也。

项背痛酸

项背全属太阳，初起酸痛，乃邪越太阳也，神解、清化为主。如兼寒邪，九味羌活为主。或兼狂躁，热壅其经也，石膏、黄芩为主。屡经汗下，热退而项背痛酸者，血燥而筋不荣也，六味、四物为主。

---

① 怫（fú福）郁：郁结不舒。

腰痛腰酸

腰者，肾之府也，因病致酸痛，其中虚实，不可不辨。所谓实者，邪也；虚者，本也。如太阳经，感寒腰必酸痛，感湿腰必重痛，如坐水中，气滞痛，必流走，此杂证之腰痛腰酸也。若温病则不然，热邪深伏，出表则浮越太阳，困里则直逼少阴，设肾不虚，贼邪因何直入。古人所谓邪行如水，惟注者受之，良有以也。此温邪最剧①之候，十难全半。若不先救真阴，邪何由化，当与大剂生脉、六味加化邪之品，预救真阴，以全生命。若不预为筹画，肆行攻伐，则邪正俱亡，肢冷脉微，舌黑胎刺，直视遗尿等证，势所必至。如感邪极重，腰痛如折，大火燎原，必须急下救阴，或于下法中佐壮水之品，或朝服六味，暮投双解，务于临证酌行，非笔所能罄也。至于病后腰痛，虚不待言，又当以六味地黄加参茸为主。余可类推。

腿膝胫足痛酸

温邪初起，腿膝胫痛酸者，邪在太阳经也，羌、独、艽、防、牛膝、防己为主。足痛，有因脚气痼疾者，于治温邪药中加槟榔、木通、灵仙、艽、防。以上四证兼见，再加头痛、身疼，又当汗下，双解为主。如未经汗下，则以九味羌活加牛膝、木通、豆豉、艽、灵之类。如已经汗下，表邪已解，则当察邪气之有无，正气之虚实，专治下部，免致残废为要。如余邪不净，则清化方中加苡仁、牛膝、木瓜。筋挛则秦艽、木瓜。筋缓则苍术、防己。红肿则赤芍、丹皮之类。若无余邪，尺脉虚

---

① 此温邪最剧：原脱，据医学大成本补。

小，肾阴不足，又当以六味、牛膝、知、柏，滋益阴精为主。惟足软，或肿或痛，跕①立不起者，乃软脚温②也，苍术白虎汤合神解散，方为合法。

肩臂痛酸_{附腕痛}

肩臂痛酸，手太阳经脉受邪。温邪初起，神解加引经药。汗下后，肩臂痛甚，经隧阻滞，脉弦有力，证多热渴者，神解加秦艽、银花藤之类。血脉空虚，脉濡无力者，证多痿困，四物、六味为主。至腕痛乃风淫末疾，初起解表，病后和血，与肩臂痛同治。

周身骨节酸痛

周身骨节酸痛，在他证是寒邪凝结，表散为是。温证有此，是邪伏极深，不易透化，非双解不可。

拘挛瘛疭痓瘲③_{附筋惕肉瞤}

温证首尾，皆有拘挛、瘛疭、痓瘲之病。初起时，邪困三焦，经络滞塞，或夹风湿，表里困郁，太阳经气不行，常有此证。一经汗下，经气一通，诸证自平。或屡经汗下后，或病初愈后，或其人肝阴本虚，风火内炽，或夹余邪，亦有此证。治法又当以养荣血为先，祛邪次之。若因循失治，恐成废人矣。

---

① 跕（zhàn占）：站。
② 软脚温：病名。温疫见两足痿软者。一名湿温症。《杂病源流犀烛·温疫源流》："软脚温，即湿温症，便清泄白，足肿难移是也。"
③ 痓：病名。同痉。《圣济总录·伤寒柔痓》卷二十八："痓又谓之痉者，盖痓痉一类，古人特以强直名之。"

汗下之法，增损双解，或加芄、羌、威灵、牛膝以引经，或加二妙以化湿，惟麻黄断不可用。盖辛温发汗，恐竭真阴，此温病之所以异于伤寒也。末路治法，养荣清邪，清燥养荣汤、柴胡清燥汤，对证选用，俱可加姜蝉①、犀②、羚③、忍冬籐、钩藤、木瓜、牛膝④之类。至筋惕肉瞤一证，不但温证最剧，即杂证亦然。筋所以惕者，无血荣也；肉所以瞤者，无气调也。气血既败，人岂能生。更有热邪失下，以致真阴枯竭，证现舌黑、神昏、直视、遗尿、呃逆、肢冷，在无⑤邪尚属败证，况炎枭未灭，而一身有限之气血，尽为邪耗，纵有良工，其如病之不治何为。而医为仁术，岂忍坐视，据证论情，惟以生脉合六味地黄加犀、羚、牛黄、金汁之类，大作汤液，日进数斗，或可希侥幸于万一也。

诸　汗

温病有自汗、盗汗、狂汗、战汗之别，更有无汗者，不可不辨。温热之邪，天地厉气，自口鼻吸入，由里达表，易于自汗。或其人素本多汗，一遇此邪，甚至淋漓不止，不可以表证论，神解、清化合白虎。如兼六淫，自当随证加减。如邪困膜原，舌白如粉，又非达原不可。盗汗多在病之中末二路，不是余邪潜匿，即是营血热溢，清其邪，盗汗自止，增损小柴胡出入加减主之，当归六黄汤加浮麦亦可。惟狂汗一证，必须细心

温证指归 三四

---

①　姜蝉：三三医书本作“僵蚕”。

②　犀：三三医书本作“犀角”。

③　羚：三三医书本作“羚羊角”。

④　牛膝：原脱，据医学大成本补。三三医书本作“白菊花、桑叶、白薇、丝瓜络”。

⑤　无：原作“所”，据医学大成本补。

研究。温热盛时，或手舞足蹈，烦躁不宁，而后作汗者，最为骇人，须验其作汗之状。面忽浮赤，脉多浮大，人事了了，方是作汗之象，否属狂证，三黄石膏汤、白虎汤、竹叶石膏汤为最。至战汗一证，向用达原治半表半里之邪，每多战汗而解。战时摇床撼榻，邪正相争，气闭脉伏，直似死者，气宣汗出，即时而愈。有一汗不已而再战者，有单战而不汗，对期复战，有汗者生，无汗者死。有战一次不能再战，屡下而愈者。有不能再作战汗，即加沉困而死者。总因人之强弱耳。凡战汗之时，不可服药，补则助邪，下则伤气，应听自然，再观脉证施治。战汗时，或多与热米汤饮之，助其作汗。大抵战汗之脉，以浮为佳，邪出于表也。虚散微细，应有变证，煎人参汤以待之，防其脱也。然必察其战后邪净而气欲脱者，方可用。贫者米饮代之。战汗后脉静者吉，躁疾者危。气平者吉，气粗而短者危。神清者吉，神昏者危。舌痿不能言者死。目眶陷者死。目直视无光者死。戴眼反折者死。形体不仁，水浆不入者死。战汗虽为佳兆，亦有吉凶。尝见服大汗药毫不得汗而饮冷水得汗者，又有服下药得战汗者，凉血、活血、养血得战汗者，生津益气得战汗者，种种不一。当知战汗乃阴阳交和，表里通达，自然而然，非可强致也。近年以来，以达原之法，治温病罔效，以解表药治之亦不效，然后揆之以理，验之于舌脉，则与达原有别焉。达原之治温邪者，寒热往来，舌白如粉，脉多长滑，是以溃半表半里之邪，每多一汗而解，直待舌胎转黄方行攻里，此所谓表里分传也。较今之温证，一病舌即红赤，或如紫绛，亦有白胎多杂红点，初起时脉反沉伏，肢①反逆冷，邪逼于里，则亢极似阴。亦有一病即脉现洪大，口干咽燥，有渴有不渴，外虽憎寒作热，甚则作麻，表之不应，汗之无功，投以双解，大便频行，热沫时下，往往无汗而热自解者。亦有一下而汗自得者。始知六气更迁，运转相火，三焦受邪，不同湿土司政，故草果、槟榔、厚朴一切辛温之品皆非所宜。他如②运转寒水，则今之膏、黄、芩、连，与昔之草果、槟榔、厚朴，前后同一辙也。

头面肿耳旁肿

温邪头面耳旁肿，乃热邪上溢三阳。溢于太阳则头肿，溢于阳明则面肿，溢于少阳则耳旁肿。头肿者俗名大头温，此证最恶，治不宜缓。缘清阳为浊邪所干，最易滋蔓，急用普济消毒饮加野菊，或根或花。舌黄口干者加大黄下之，或清化汤加野菊、大黄。面肿色赤属温热，宜用荆防败毒散加白芷、葛根、芦根、石膏、滑石等药。如舌黄口渴，谵妄便赤者，增损双解散。若面肿色黄色白者，皆属风湿，即《内经》面肿曰风之证，又当从神术、青龙、越婢诸法而参酌之。至于耳旁肿，亦名时毒，初起只宜疏解③，不宜敷贴，致邪内闭。如红肿坚硬，则有溃脓之患，并宜荆防败毒散加柴胡、牛子，甚者加军下之，增损小柴胡汤亦可。

---

① 可服药……脉反沉伏肢：此三百六十字，据医学大成本补。原本该叶（第十二页）"又考痧之形证……栗山之升降双"三百五十四字，系卷一同页的重复误录。

② 如：原脱，据医学大成本补。

③ 解：原脱，据医学大成本补。三三医书本作"散"。

颈项胸红肿

温邪头项肿，乃邪郁阳明，兼夹风热，俗名捻颈温①，又名蛤蟆温②，宜普济消毒加生军、石膏、葛根之类。余邪发颐，又当参虚实治之。至胸前红肿，有赤起小疹，羊毛温③多有此证，亦有不见此形者。治法不外乎神解、双解，总以邪之轻重为准。

周身红肿

温邪周身红肿，一则热为寒伏，一则热邪外溢，最佳之象，宜用清化汤、神解散。如红肿如疹如霞，宜荆防败毒散加姜蝉④、归、芍之类。如颜色紫暗，或片或块，累累或如葡萄，或如玳瑁，又属葡萄疫⑤、玳瑁温⑥也，宜普济消毒饮或犀角地黄汤为最。此温疫门中周身红肿之大概也。至于病后周身肿亮如灯，或目下卧蚕，脉象沉滑，又当作风湿治，开鬼门、洁净

---

① 捻颈温：即大头温。

② 蛤蟆温：即大头温。

③ 羊毛温：即羊毛疔。

④ 姜蝉：医学大成本作"僵蝉"，三三医书本作"僵蚕"。下同。

⑤ 葡萄疫：病名。疫证之一。症见遍体皮肤出现大小青紫斑点，色若葡萄。《外科正宗·葡萄疫第一百二十五》卷四："葡萄疫，其患多生于小儿，感受四时不正之气，郁于皮肤不散，结成大小青紫斑点，色若葡萄，发则遍布头面，乃为腑证。自无表里，邪毒传胃，牙根出血，久则虚人，斑渐方退。初起宜服羚羊角散清热凉血，久则胃脾汤滋益其内。"

⑥ 玳瑁温：病名。疫证之一。《张氏医通·诸伤门·伤寒·时行》卷二载一病例，略云："洪德敷女，于壬子初冬，发热头痛，胸满不食……周身痛楚，腹中疼痛，不时奔响，屡欲圊而不可得，口鼻上唇，忽起黑色成片，光亮如漆，与玳瑁无异。……此证书所不载，惟庞安常有玳瑁温之名，而治法未备，人罕能识。"

府诸法，又在所必需也。

发　黄

温证发黄，乃邪热侵犯肝胆，非湿热郁蒸阳明可比。脉必弦数，口必苦，心必烦，胁必胀，一身尽黄，两目如金，小便如血，夜卧不安，舌尖红赤，茵陈蒿汤倍大黄为专主，或增损小柴胡合温胆、导赤，皆可选用。兼呕者，橘皮竹茹汤加茵陈、枇杷叶。如瘀血发黄，面色不荣，必多晦滞，如烟熏状，小便自利，茵陈蒿汤加桃仁、归尾、姜蝉、丹皮、栀、滑之类，破瘀化热为主。如兼湿热，色亦黄，多暗垢，舌白不渴，小便不利，以此为辨，茵陈五苓散或益元散加苍术、白蔻之类，甚者理中汤加附子。如胸闷胁胀，兼憎寒作热，脉或弦长滑大，胎虽白，必兼红点，达原饮加茵陈、栀、滑之类主之。至于女劳黄、酒黄，不在此例。

发斑疹
附葡萄疫，玳瑁温，疙瘩、瓜瓢、捻颈、大头、软脚诸温

温病发斑，与伤寒迥别。伤寒之斑，寒郁化热，热伤胃腑，或失表散以致热邪内郁，燔灼荣血，阴液尽竭，或失下以致病邪内陷，故伤寒发斑则为病笃。温病发斑，不拘轻重，无论红紫，皆由热毒聚于胃。胃为多气多血之腑，足以敌邪，力能化邪于肌肤之外，为斑为疹，故为病解。况温邪由里达表，非伤寒经邪传变可比。常见患温者，得能发斑发疹，邪向外化，生全者多。但斑疹一见，急须神解、清化。轻者消风败毒倍姜蝉，加牛子、元参、石膏、浮萍，里实者加大黄。重者大剂双解加犀、羚、板蓝、野菊花，重用石膏。如唇齿肿黑，口臭异常，

或兼肉瞤筋惕，邪不能出，急加生地、蚯蚓汁、丝瓜瓤，以透经络之匿邪。有患畜①血发斑者，斑形棱角，血必先畜而斑后见，于前法中加桃仁、红花、苏木之类。至葡萄疫，已在御纂《医宗金鉴》发明，不赘。惟玳瑁温，庞安常②仅言其证，未备其法。又如疙瘩、瓜瓤、捻颈、大头诸温，悉属温毒肆虐，治法亦不外普济消毒、增损双解、大小清凉、清化等方，择其对证施治。惟软脚温一证，必兼湿邪，加苍术于凉解方中，诚为合法。

烦　躁

温证烦躁，与他证不同，古人原有烦为心烦、躁为肾躁之说。在温邪悉属热郁，邪轻则烦躁轻，邪重则烦躁重。有一病即烦躁者，证现憎寒发热，败毒散，冬月九味羌活③汤。有传变烦躁者，舌黄渴饮，身热汗出，邪已到胃，增损双解散、三黄泻心汤、加味凉膈散选用。舌胎已黑，人事渐昏，邪入心包也，犀角地黄汤加羚羊、牛黄，黄连解毒汤、紫雪选用。屡经汗下，表里俱清，而仍烦躁者，阴液伤也，生脉散、六味地黄汤，吴氏诸养荣汤、杨氏大小复苏饮选用。或用汗解、清利、滋润诸法不应，而烦躁更甚者，当细验舌胎。若黄黑胎中夹一块白润，是为夹水，或平素胸有痰饮，或未病时曾饮冷物，或初烦躁时过用生冷，或过用清凉太早，皆能停饮于胸膈胃脘④之间。热为寒伏，外不能达表，内不能传腑，故烦躁转盛。验

① 畜：同"蓄"。
② 安常：庞安时之字。宋代医家。撰《伤寒总病论》等书。
③ 活：原作"治"，据医学大成本改。
④ 脘：原作"腕"，据三三医书本改。

舌之后，细按胸胁，满痛而软，辘辘有声。再胗其脉，右寸关或弦紧，或缓滑，皆停水确据，当以苍术、半夏、莱菔先消其水气，然后治其烦躁，无不应者，甚者加醋炒芫花。不论舌胎有无黄黑，而少腹或有痛满处，但烦而兼小便不利者，即属水气，当以导赤、泻心、猪苓、四苓、益元利其小便，所谓心邪不从心泻，而从小肠泻也。

呕吐自利附吐蛔、哕、呃

呕吐自利，乃温病中最善之候。何也？邪自口鼻吸入，先中上、中二焦，胃不受邪，与邪相拒，在上则吐，在下则利，已具分消之势。惟呕有别，邪犯阳明太阴者呕，有口气者属温证，无口气者属杂证。不可遽用寒凉，使邪不能透达传化。虽时有肢逆脉沉，亦不可妄用温热，致增呕势。甚有舌紫、神昏，毒邪上犯清道，急当下之，下即不呕。若已发热，舌白而呕者，吴氏达原饮加半夏。有三阳证，兼三阳加法。如舌赤胎黄，又当兼神解、太极，使表里宣畅，其呕即止。若呕而烦渴，邪犯胃也，白虎汤、玉女煎加芦根。若呕而舌黄，胸有痛满处，橘皮半夏汤。夹食，加枳实、楂、麦、神曲。若呕而舌白，心下脐上悸，小便不利者，有水气，四苓散加半夏、木通，或益元散利之。若呕而满痛拒按者，大柴胡汤、调胃承气汤选用。若呕而口苦，邪犯少阳，增损小柴胡汤。不寐者，温胆汤。有干呕不止，舌干口燥者，胃受火伤，竹叶石膏汤。若屡经攻下，呕不止而舌无胎，多汗心烦，中气伤也，大半夏汤或香蔻六君子汤合定中汤，煎汁频服。若呕甚吐蛔，利甚便蛔，皆属脏伤之象。甚则哕呃神昏，已蹈危机。经所谓脏败者，声必哕，呃证更危，尤当详察。如声自丹田而起，一则应下失下，热邪伤阴，发为呃逆，调胃承气汤佐益阴之品，加刀豆子、柿蒂，苦以降逆，或可十中救一。一则真阴枯竭，肾不纳气，吸不至肾，呃声频频，舌黑而神不昏者，缘邪轻正惫，归气饮最捷，加刀豆子、柿蒂更妙。更有一种多郁善怒之人，或夹痰滞，气与邪搏，呃声必从两胁而起，虽呃至摇床撼榻，视舌或黑而肢不冷，当以散郁开气化痰之剂，使邪气宣扬，自有生理，逍遥、越鞠、代赭旋覆、四七皆可选用，不可以呃逆尽弃为不治之证也。

唇燥、裂①、赤、紫、淡白

阳明之脉绕唇。温病唇燥唇裂，色赤色紫，俱属热毒困于中焦，阳明热盛之象，宜用白虎汤合神解、升降、竹叶石膏汤。如兼胎黄，舌赤，口渴，壮热，烦躁，脉数者，双解散重用石膏，或增损凉膈散加石膏，随证与之。至温邪初起，邪伏三焦，或匿膜原，未经宣达，唇色困暗，颇似淡白，不可用温药，当与清化、神解、芳香、达原选用。如温邪退后，唇淡舌白，脉来无力，倦怠少神，又属虚象，宜用六君子汤；或其人素本阳虚，胃弱多湿，当与理中汤、金水六君煎；如余邪未尽，热犹未清，参胡三白散加味为最。脾虚不运，资生丸食后服，再加便溏少食，参苓白术散调之。

鼻孔干黑附鼻掀扇

鼻乃肺窍，风寒外袭，则鼻流清涕，荆、防、前、桔、紫苏为主。温邪内郁，则鼻孔干燥。肺热，则清化加薄荷、麦冬。胃热则烦渴，葛根、石膏为主。腑证则胎黄而渴，增损双解、

---

① 裂：原作"烈"，据医学大成本改。本篇下同。

三黄石膏为主。伤津液肺燥，麦冬、生地合大小清凉饮为主。热在经者十之五，在腑者十之二三，亡津液者十之一二。至鼻孔黑如煤烟，温热灼肺已极，由干燥失治而然，急当清下，少缓则肺胃焦枯矣，三承气合白虎，或三黄石膏加犀、羚、芦根，或犀角大青汤，视其兼证，择而用之，总不及增损双解重用石膏为专主。尤有鼻孔掀扇一证，有虚有实。实者缘鼻为肺窍，肺为华盖，外合皮毛，易于受邪，风寒外袭，痰火内壅，两相搏激，遏抑不宣，气粗有声，喘咳，胸满不渴，又宜苏叶、前、桔、荆、防、葛根、莱菔、白芥、黄芩主之。惟麻黄一味，断不可用，忌其温散也，兼寒者，暂用亦可。虚者肾气不纳，呼多吸少，出入息微，多死，此证必得之屡经汗下，或其人色欲过度，肾脏本亏，急用大剂六味加麦、味、牛膝、枸杞、黑铅，或可百救一二，加人参亦可。

舌_{胎、强、燥、卷、短、痿}

古人云，论病寒热，以二便辨不及舌辨为准。盖舌乃心苗，有诸内必形诸外。惟温热一病，邪由吸入，游溢诸经，心为之主，故一病观其舌，而知其病之吉凶。如温证胎黄舌赤，或多红点，用升降散、神解散。兼喉痛者，清化汤加牛子。兼风寒者，胎必白，荆防败毒散、香豉汤。兼湿热者，胎必白滑，加苍术为专治。兼暑者，舌必纯赤，或喘乏。暑在表者，实人以升降散合香薷饮加葛根、黄连，如烦渴，竹叶石膏汤；虚者，人参白虎汤、生脉散，量人虚实与之。夹食生冷，凝滞中宫，胎必白厚或如白粉，吴氏达原饮加香薷、藿香、砂仁、莱菔、青皮、山楂之类。至深秋早冬之际，燥火当权，一患温邪，阴津立亡，舌必干红无胎，口鼻如火，皮肤皱揭，筋缩爪枯，金从火化，反见恶寒不渴之象。若误为寒湿，投以温散，无不危殆。初起时，神解合升降。烦渴者，竹叶石膏汤、雪梨浆、玉女煎更妙，或吴氏清燥养荣汤，养荣承气汤加犀、连、石膏、姜蝉，大小清凉饮。温邪直入心包，人事昏闷者，急与紫雪或珠黄合天水散，灯心汤下。如冲脉为邪所伤，厥气上逆，重用白薇降之。至舌燥，乃热邪聚胃，津液受伤，急下急清。舌本强硬，为热为痰，急宜清下，须加消痰之药。兼白胎者，膈间未经煎熬，其痰尚湿，佐以半夏，增损大柴胡汤。兼黄胎者，已经煎熬，其痰渐燥，蒌贝小陷胸汤。兼黑胎者，热极痰亦为火，佐以牛黄方效。若无痰，舌色正赤，深紫燥裂而强者，热毒蕴于心包络也，三黄石膏汤加犀角、牛黄或紫雪，急彻其热。舌燥虽与舌强相类，而燥属胃，主热，强属心，主痰，差有别焉。又舌短而痿，舌硬如木，乃虚脱已极，大补及滋润，或可百救一二。若屡经汗下，清热消痰而舌强者，又当与舌痿同治。又舌卷一证，一见黄胎即便当下，失下则必由黄而黑，更生芒刺；再失下，舌必短缩，为下证至急之候，宜大下迭下方和，缓则不救。

胸背胁肋腹痛附胀满、附羊毛温

温证胸背胁肋疼痛胀满，俱属热邪深重，怫郁三焦，由里达表，不能透化，最为凶逆。治法轻则清之，重则夺之。轻则如清化、芳香、神解诸方加薄荷、竹叶、蒌、贝，甚者加味凉膈散、诸泻心汤。如邪犯膜原，舌白如粉，又当以达原合三阳加法为主。至于诸痛胀满，乃温证中最剧之候。每每初病时，不渴不热，身无大苦，微觉痛楚，参之舌赤，脉数，便黄，口苦，夜卧不宁等证。若视为泛泛，不即祛除，直待猖獗，变生仓卒，莫可救援者比比。尝见腹痛不热，一二日即毙者，毙后浑身青紫，直似痧胀。良由秽恶之气，闭人清窍，闷人关隘，致血脉不行，荣卫不通。所以毙之速者，气闭也；浑身青紫者，血凝也。似此迅雷不及掩耳之凶候，当遵《内经》刺穴泻热之法，外用针砭，内投双解，轻者一二剂，重者数十剂，使闭者开，闷者宣，何败之有。倘畏药峻猛，或半途而废，轻不中病，终归必败。业医者一见此证，审明舌色形证，见真守定，放手施治，不但元气不伤，抑且邪去正安。设遇此证，不妨向病家说明病之凶恶，必须早治，庶可幸全，迟则无益。今特笔之于此，望业医者，以仁宅心，务以生命为重也。

又羊毛温邪一证，大都胸背闭闷，予每踵其法而治之，活人甚多。若不申明闭闷二字，何以释医者、病家之疑。试观痘之闭闷，初病亦无大苦，转瞬腰折头倾，目泛红水，胸闷气促，斑点丛生，痘形不见，窍血肉紫，非闭闷之明验乎。大抵痘与温，同一疫邪也。而痘之酷于温者，一病即腰折不立，缘胎毒伏于命门，与肾相通，温邪一闭，二火交灼，肾经留邪，断难望生。间有不然，能治萌蘖，表里双解，使外疫开而内毒解。予之经手验者，予之子与侄及孝廉路公之侄也。他处未有，多由不能治其萌蘖之故。但羊毛温疹一证，有何异于痘疹乎？以此悟彼，能治痘之闭闷，即能治温之闭闷也。况温邪中人三焦，较痘又轻一层。所以人之疑议者，上古无此名证。要之，痘证上古亦然。至于疹之一字，予历验二十余年，有病解而现点如疹者，非人人病解必有之形。今而后不呼羊毛疹，而呼羊毛温可乎。治法总以清凉解散，纵有虚象，当审明何处之虚，加药兼治，为此证始终之关键也。

羊毛温疹治法

羊毛温疹，有轻重迟速之分。感邪轻而发之速者，挑擦固愈，即不挑擦亦愈，药不出神解、太极诸方。若夫感邪重而发之迟者，厉气久蕴于三焦，热象忽彰于一旦，证现胸闷壮热之形，且有红紫干刺之舌，脉洪口渴，谵语神昏，此邪郁极而发也，不行挑擦之法以泻热，不用双解之法以涤邪，不至胀闷而毙者，几希矣。夫证有轻重者，邪也。发有迟速者，邪之化与不化也。故用药得当，邪从外化，则为汗，为利，为吐衄，为斑疹①，气血得以条畅，荣卫得以宣和，毛其化矣。邪不外化，内郁于上焦，使肺气不宣，温邪不散，清虚之地，皆②成浑浊之区，且肺为生毛之脏，以气相感，毛其现矣。或谓平人之身，得荞麦面久搓，则毫毛自落，此说似乎近理，而抑知大有不然。人身之毫毛甚短，而兹之盈寸盈尺者，与此不符。人身之毫毛色白，而兹之或白或红，或间五色者，与此更觉不符。况毫毛生于皮肤，而针挑必在肉里，且毫毛遍身皆可枯落，而羊毛独在胸背之间，此其显而易见，不待辨而自明者。即或偶有平人搓出，直与病者无异，每每越数日即病。可见温邪感受，潜伏于里，发之轻重迟速，更可见矣。余恭读御纂《医宗金鉴》羊毛疗证，除毛有法，用药有方，黑豆、荞麦粉以涂之，五味消毒饮加军以下之，堂堂煌煌，正治法门，自当遵仿其法，表里双解之。务使有此证者，不致藉口于无此证以自误，非此证者，不致混同于是此证以相欺，庶乎同庆生全，而医者病者之心两

---

① 疹：原作"疬"，据医学大成本改。
② 地，皆：原脱，据医学大成本补。三三医书本作"府，全"。

无憾矣。

腹满痛 附少腹满痛

腹为胃与小肠之分界。满痛者，邪结在胃也，双解下之则愈。至其中兼痰、水、畜血，各详本门。少腹满痛，邪结下焦也。小便不利，兼畜水也，四苓散。小便通利，大便色黑，兼畜血也，抵当丸。如无兼证，但系邪结，双解散。

便脓血大便闭

温邪便脓血，有燥湿之分。便血属热，宜凉宜攻，犀角地黄、调胃承气治之。便脓属湿热，清热兼分利为主，分清饮治之。如初起兼疫痢，则当解表为主，仓廪汤最妙。毒势重极，方可下之。如邪在少阳，便脓血者，寒热似疟，小柴、芩、芍、木通治之。温邪烦渴谵妄，便脓血者，非迭下不可，双解重剂连下之。兼里①急者，加槟榔、枳实。如屡经攻下，便血滑利者，又当以补阴益气加减主之。至大便闭秘，温邪热困，攻下自不待言，更当参看舌脉。如胎黄，口渴，壮热，舌干，脉数，双解散。舌白如粉，三消饮，当分别轻重与之。如大便闭，屡下不通者，阴枯也，生料六味以滋阴液，或合黄龙下之，老人多有此证。兼水者，大便多闭，肠鸣，脉弦，当用小半夏汤，甚者加醋炒芫花。如虚人、久病人，又当用蜜②导诸法，务使温邪涤尽，方可称为良工。其间进退，亦须斟酌。

---

① 里：原作"理"，据医学大成本改。
② 蜜：原作"审"，据医学大成本改。

诸小便 频数、不利、黄、赤、黑、多、短少、遗尿

温证中小便频数，乃热在下焦，宜用神解、六一加军治之。不利者，亦属热郁。初起在表时，头痛发热，小便不利者，热入膀胱也，四苓、猪苓合神解、升降选用。东垣云①：小便不利而渴者，热在上焦，法当淡渗；小便不利而不渴者，热在下焦，法当苦寒，此为可据。温邪传里，大便闭而小便不利者，当先通大便，大便通小便自利，此时疫为然，他证则否。时疫屡经汗下，小便不利者，阴竭也，生脉六味主之。至少腹如鼓，则无救也。凡小便不利，日久下关不通，必反于上，往往呕吐，呃逆，哕阻，涓滴不能下咽。至汤药不进者，死。用大田螺一个，麝香二分，同捣敷脐上，帛束之即通。古法②用葱熨及井底泥敷少腹者俱可，但不宜于阴竭之人耳。至温邪初起，小便多如常，或兼黄色，热甚则赤，热入血分，畜血则黑。即小便一证，可以验里热之有无深浅。邪在表，小便黄，可用清化、败毒加六一；在里色赤，可用双解③、升降；如色黑者，当以逐瘀清热为主，犀角地黄加大黄、桃仁合神解、清化，或大小清凉饮；如清凉太过，表里无热证，而小便赤者，又当以升脾④阳为主，不可寒凉。至温邪属热，小便多者甚少，短少者恒多。如初起小便多者，乃热邪未化，当以溃邪为主，神解、升降主之。如屡经汗下，小便多者属虚也，益气、升阳为主，补中益气汤、补阴益气煎皆可。亦有肾虚小便多者，六味地黄

---

① 东垣云：出自《兰室秘藏·小便淋闭门》，有所减裁。

② 法：原作"发"，据医学大成本改。

③ 解：原作"降"，据医学大成本改。

④ 脾：原作"降"，据医学大成本改。

汤加五味。湿热下注，导赤、六一合升降散。大抵未下之先，小便多者，属热未化，小便必黄，必烦热、渴饮。既汗下后属虚，虚则色必白，不渴不饮，气虚寸脉不及尺，血虚尺脉不及寸，以此为辨。初起小便短少，热在膀胱，宜大小分清饮、抽薪饮、升降，六一加知、柏、芩、连、车、滑之类。至遗尿，乃膀胱失约，急清其邪，遗尿自已，清化合抽薪为主。若有燥结，胎黄谵妄之证，可加大黄。甚者热闭三阳，口渴异常，急宜白虎汤加姜蝉①、生地、花粉，以解热救阴为主，否则易成消渴。若神昏谵言，胎刺鼻黑，燥结阴枯，小便自少，多属不治。欲尽人事，惟以大剂养阴攻邪法，或可百中救一。

囊　缩

　　温疫囊缩，与他证异者。他证囊缩，寒邪陷入厥阴则囊缩。阴证寒极，深中厥阴则囊缩。温证悉属热邪直犯厥阴，断非阴证可比，务要辨明脉证施治。阴证囊缩，身冷、厥逆、脉沉，温证囊缩，亦身冷、厥逆、脉沉，然寒热各异，当参看脉象，沉必兼数，或至数模糊。再以舌辨，或紫或黑，或强或硬，人事不清，不似阴寒之舌白，可以立判矣。且阴寒囊缩，囊必入腹如妇人，温热囊缩，玉茎必在，此外形之辨也。设遇此证，急以大剂双解下之。如虚人，以黄龙汤破格救之，或六味地黄加姜蝉、大黄皆可。考古书，扁鹊以囊缩为死证。然能极力救援，或者百救一二，亦不负仁人之心也。

多言、谵妄、善忘附呢喃、郑声

　　温邪多言，即谵妄之渐。谵妄乃热邪干犯上焦，当以双解、

---

　　① 姜蝉：医学大成本、三三医书本作"僵蚕"。下同。

凉膈、三黄泻心汤诸方选用。如膈热蒸心，脉洪，身热，汗出恶热，白虎汤、黄芩汤。痰热聚于中上二焦，脉弦滑，胸痛拒按，小陷胸、增损大柴胡选用。至妇人热入血室，脉必弦沉，心下少腹或有痛满处，增损小柴胡汤加犀地、桃仁承气皆可。如热入膀胱，少腹满，小便不利，四苓、六一加太极为主。此实证之谵妄也。至于屡经汗下，二便已调，胸无阻滞，六脉无力，又当作神无所倚治。

又有呢喃郑声，乃阴气虚极，心神失守，不可不辨。呢喃者，如燕语也；郑声者，郑重频频，谬语谆谆不已也。皆极虚之象，当大剂调补阴阳。阳虚，参附为主；阴虚，六味为主。如热在上焦，生脉散；中焦，归脾汤；下焦，六味地黄汤、诸养荣汤。此虚证谵语之治也。

至于善忘，多因畜血，乃谵妄之渐。如兼脉芤，痛有拒按处，即照畜血治，桃仁承气、代抵当丸选用。如无畜血证，又当用双解、清化诸方也。

发　　狂

发狂一证，乃阳明热极，胃实之象，急当凉下。甚有弃衣而走，登高而歌，逾垣上屋者。盖四肢为诸阳之本，阳盛则四肢实，故能登高也。《内经》以邪入于阳则狂，是皆阳明邪实之象，以增损、双解、凉膈之类下之。如无胃实，白虎、三黄石膏、大小清凉之类清之。此皆实证治法。至于虚烦似狂，而危更胜于实狂也。病后多有此证，或余邪不尽，养心化热为要。或悲忧不已，病在肺也，生脉散。或失精不秘，病在肾也，六味地黄汤。或多郁怒，病在肝也，逍遥散。或饥饱不一，病在脾也，归脾汤。此虚烦似狂治法。更有畜血发狂，目睛红黄，舌色多黑，桃仁承气、抵当之类加减治之。此其大略也。

沉昏、多睡附不寐

温邪沉昏，乃热邪入手厥阴心包，有渐入、深入、直入之分。渐入者，邪犯心经，人事尚清。深入心包，人事半明半昧。直入心脏，则人事全不知矣。皆极危极险之证，当于治温药中加辛凉之品。如舌赤舌紫，胎黄胎黑，沉困昏愦，双解散加犀角、牛黄、紫雪之类。如舌净无胎，温邪已退，余热尚存，当大养阴液，或犀角地黄或生料六味地黄皆可。至其中夹痰水，夹结血，亦令沉昏，惟夹痰者加蒌、贝，夹血者加赤芍、桃仁。有燥屎者加元明粉、大黄。此治沉昏之大概也。

若夫温邪多睡，在未经攻下之前，舌黄脉数，此邪实也，急下则愈。或经汗下，病邪已去，六脉平和，舌胎已退，多睡，省时了了，此名复阴气，最佳之兆，不可汗下，惟静养消息①，勿药为佳。即或投药，当以养阴化热为主，如夹痰多睡，清化方中加蒌、贝，夹水加苓、牛，甚者加醋炒芫花。如脾虚多睡，病后多有之，六君子、参胡三白散、归脾汤枣仁生用。虚实既分，补泻各异，又当存乎其人也。

至于不寐，在温邪初起时属邪实，每多不寐，或夜梦纷纭，皆谵妄之渐也，视邪之轻重，酌与神解、太极清之。至于病后不寐，又属肾阴不交心阳②，宜六味地黄合酸枣仁汤加减。仍有痰热侵犯肝胆，当以温胆加连。或因微劳不寐，朱砂安神丸随证酌用。

---

① 消息：此处为休养，休息之义。
② 阳：原作"惕"，据医学大成本改。

循衣摸床撮空

循衣摸床撮空，三证兼见，非大实即大虚之候。邪实正虚者，间亦有之。如舌赤胎黄，或舌黑起刺，谵妄神昏，脉数口渴，见循衣摸床撮空者，此实证也，当用大剂双解迭进为是。如屡经攻下后，六脉虚数，舌净无胎，日晡热甚，见循衣摸床撮空者，此虚证也，大剂生料六味地黄，煎浓汤液，日进数斗，尽力救援，或可百救一二。如失下，舌黑胎刺，鼻煤厥逆，当以大剂养阴化邪，所谓壮水之主，以制阳光，此亦十中救半之候。若夫老人虚人，病后亡血后，正气虚极，温邪又盛，见以上三证，又当破格救援。黄龙汤或朝服六味暮投双解皆可。总之，三证兼见，原属败证，能审明虚实，按证施治，或可希侥幸于万一也。

身 冷

身冷与恶寒不同。恶寒是风寒外袭，皮肤恶寒。身冷是浑身肌肉皆冷，在他证属寒邪，在温证属热极。如温邪萌动，外虽肢逆身冷，恶寒作麻，乃热邪深伏，郁极内闭，脉多沉伏。参之内证，必有咽干口苦，头眩心烦，手足心热，眼鼻喷火，睡卧不宁，尿赤烦闷，舌赤舌干等证。万不可认为寒邪，误投温表香燥，为害非浅。当以神解合太极，宣化伏邪，使伏邪外达，则厥回身热。更当消息①邪之轻重，酌与双解、凉隔等方治之。如失下阴伤，病邪困里，亢极似阴，即热深厥深之旨，浑身厥冷，当审明舌色神脉，酌定虚实施治。若舌黑干燥，舌

---

① 消息：此处为斟酌之义。

本紫赤，口渴咽燥，及筋惕肉瞤，神昏脉细等证，又当大养阴液，佐以攻邪之品，以尽人事，黄龙汤、玉女煎加硝、黄皆可选用。至于初起夹寒夹表，妄下以致邪陷，身冷脉伏，又当从温化之法，宜四逆合归、葛或真武诸方参酌之。惟温病无阴证，姜、附、麻、桂须宜慎用。然寒邪若重，自当随证参酌，不可拘滞也。

耳　聋

温邪耳聋，乃少阳邪热上壅清阳。时邪自三焦起，三焦属手少阳，无论初终，皆以神解合小柴胡，清散少阳，耳聋自愈。如病后耳聋，或肾水素虚，又当以养阴壮水为主，六味地黄汤缓缓图治可也。

咳

咳属肺病，时邪初起，每多不咳，即有之亦兼他邪，如兼风脉浮，兼水脉软，兼燥脉涩之类。当于时邪方中看所兼何邪，加药治之。如兼风，加前、桔、荆、防。兼水，加茯苓、半夏。兼燥，加桑叶、麦冬。更有平素阴虚，干咳无痰，一染时邪，咳必更甚。盖时邪属火，最易伤阴，当于解时邪药中加养阴之味。至于温邪病后多咳，邪达皮毛，周身必发痦发痒，佳兆也，清养肺金自愈。甚有金被火灼，咳至失音，成痿成痈，尽心救治，痿宜复脉汤去姜、桂，痈宜泻白散。吐脓成痈，多不可治，又不可一概论也。

渴

温邪为热证，无有不渴，间有不然，或湿热相兼，或邪在血分，或夹水饮，或夹脾湿，此外无有不渴者。初起渴者，宜察病邪之轻重。渴甚则邪甚，渴轻则邪轻，双解、升降，斟酌与之。病后渴者，当审明邪之有无。渴为有余邪，不渴为无余邪。有余邪则复苏合升降，无余邪只阴虚者，参麦六味为主。

口苦口甘

口苦口甘，同为热证。口苦在伤寒为少阳证。伤寒传足，时邪传手。手少阳三焦也，时邪困伏三焦，无有不口苦者，当于神解方中倍加芩①、连、知、柏，或三黄石膏汤选用。至口甘，为中焦热郁。盖脾胃属土，稼穑作甘，热邪熏蒸，故甘味上溢于口。此证每每舌多不燥，或口不大渴，万不可用温燥之药，于解时邪方中加芩、连、栀子可也。

齿　燥

温邪齿燥，有邪重、阴枯之分。邪重者，必兼口渴，三黄石膏合双解。阴枯者，或屡下后，或素本不足，非大剂六味地黄不可。

咽干咽痛

时邪咽干，乃热淫上焦，凉膈散、清化汤。若痛甚，当视其有无结否。无结以甘桔汤、清化汤。有结用凉膈散加牛子、射干之类。或起紫白泡，是为乳蛾。甚有急喉风、急喉痹证，且发夕死，夕发旦死，不可不慎。内治时邪，双解合甘桔法治之。外证另延专司，参看可也。

---

① 芩：原作"苓"，据三三医书本改。

汗　法

温证之汗，与伤寒不同。伤寒邪在三阳，近于肌表，每多汗解在前。温病邪伏三焦，近于内脏，每多汗解在后。然亦有不发汗而汗自出者。或其人素本阳虚，或湿盛，往往有汗而热仍不退者。大约温邪发汗，宜辛凉，不宜辛温。所有应汗之证，条列于下：发热，恶寒，无汗，头项痛，背痛腰痛，肩臂痛，遍身肢节痛。

吐　法

吐法，古制也，今罕用之。在温病中，如邪拒上焦，喘满者可吐，痰涌膈上者可吐。此外更有血结胃口、水停心下及膈间饮证，无不可吐。成方具在，特备于后，以见古法之不可废焉。

壮盛之人痰壅气促，脉滑胸高胸满，脉芤胸满拒按。以上用瓜蒂散吐之，虚人参芦吐之。

下　法

温邪下法，原为泻热而设。本不拘于结粪之有无，故下不厌早，亦不拘于表证之解与未解，即便当下。盖温邪由里达表，必里气通而表汗始得。每有下至一二次，或五六次，甚至数十次者，惟以邪净而后已。至于老人虚人，正虚邪实，又当随证斟酌。或兼扶正，或兼养阴，或用导法，是又不可不知也。应下诸证列下：

急下证

舌干、舌强、舌卷、胎刺、胎黑、齿燥、鼻煤、胸腹满痛、狂、沉昏、身冷、发热、汗多、呃逆。有气郁、气逆不可下者，已列前条。

当下证

舌赤、胎黄、谵语、多言、善忘、头胀痛、烦躁、渴饮、便秘、协热下利、热结旁流①。

缓下证

舌胎淡黄、小便短赤、潮热。

和　法

和者，解也，解去热邪，即为之和。仲景惟少阳有和法，若温病则和法多端，不可枚举。而所用之药，有辛凉解热者，有养阴化邪者，或补泻兼施，或寒热并用，化其刚暴，平其炎衰，无不谓之和。至于热在营卫者，以辛凉之味和之。热在胸膈及肠胃者，以苦寒之味和之。至于热入心包，则牛黄、紫雪。种种皆和法也。

当和证

寒热往来、盗汗、咽干、头眩、胸胁满、渴、耳聋、小便黄、呕吐下利心下痛、痞满心悸、大小便闭寒热、二便自利舌有胎、形体瘦损舌有胎。

热在营卫证

身热汗自出、不恶寒反恶热。

热在胸膈证

身热反减、咳、呕哕、咽干、热入血室、谵语。

---

① 热结旁流：原脱，据医学大成本补。

热在肠胃证

便血、便脓血。

热在心包及心证

痴、狂、沉昏、多睡、舌黑久不退。

补　　法

温邪属热，原无用补，而有屡经汗下，必待补而后愈者。当消息①阴阳虚处治之。大抵时邪伤阴居多，亦有阳虚者，当斟酌施治。今将阴阳虚证，详列于下②：

当补阴证

舌干无胎、舌黑无胎、耳聋、目直视、目不明、服凉药渴不止、服凉药烦热加盛、服攻下药胎更厚、服下药舌胎芒刺更甚、身体枯瘦、用利药小便不通、腰膝软痿、周身骨节痛不可移动、多睡、久热不退。

当补阳证

多冷汗、汗出身冷经日不回、小便清而多、大便利清谷、呕吐、用清热开导药更甚、自利用清下药更甚、痞满服正治药而热不退、舌反淡白恶食。

四损四不足

四损者，大劳、大欲、大病、久病也。四不足者，气、血、阴、阳也。四损由人事，四不足由天秉。然四不足亦由四损而

---

① 消息：此处为斟酌之义。
② 将阴阳……于下：原脱，据医学大成本补。

来。如四损四不足之人，复感温邪，正虚邪实，极难施治，攻邪则正伤，养正则邪锢，故补泻兼施，惟在临证审明虚实。如全局属实，内中有一二虚象可疑之处，即当吃紧照顾其虚。如全局俱虚，有一处独见实证，更当谛视斡旋其实，此治病权衡也。若夫表之而头痛身痛更甚，下之而痞满倍增，凉之而烦渴愈加，此所谓大虚有盛候也，急宜补之无疑，尤当察之以脉。如脉浮候盛大者，当审其何部无力，即是真虚处。他部诸浮盛脉，皆作假有余看，从而施治，万无一失。以上四损四不足，当以补泻兼施为善。又视明损之来由，邪之轻重，如人参败毒散、人参白虎汤、黄龙汤、竹叶石膏汤，皆补泻兼施之法也。至于四不足，亦由四损而来。气不足者，少气不足以息，感邪虽重，反无胀满之形。凡遇此证，纵要去邪，必以养气为主，人参败毒散最妙。血不足者，面黄色晦，唇口淡白，虽宜攻利，必以养血为先，四物汤合神解散。阳不足者，肢冷体寒，泄泻夜甚，口鼻气冷，受邪虽重，反无身热、胎刺、烦渴，一遇此证，不可攻利，必先温补，待其虚回，实证全现，然后以治实之法治之。阴不足者，五液干枯，肌肤甲错，受邪虽重，纵宜攻利，必先养阴，待其气化津回，邪多不治自退。设有未退，酌用清利，不可早攻，愈伤阴津为戒。总之，应补应攻，存乎其人，临证斟酌耳。

三　复

何谓三复，劳复、食复、自复也。劳复，因病后血气未复，劳伤精神，以致夜热作烦，脉象虚数。此证在藜藿之辈，常任动劳，多无此证。惟膏粱之人，素处温饱，溺于酒色，不必大作动劳，即偶然应酬，动作起居及梳洗沐浴之类，皆能致复。

轻者静养自愈，重者必大补气血，八珍、养荣、四君、六味，参酌阴阳虚实选用。食复者，舌胎黄厚，右关脉滑，轻者损谷自愈，重者保和丸加消导，如楂、麦、枳实、青皮之类。若无故自复，乃余邪不尽，如舌上仍有黄黑胎，当酌用增损小柴胡加军。但温病之后，阴分易虚，又当慎用，加育阴之品为要，邪尽自已，急当培元。甚有复至再三者，惟斟酌病之虚实施治，方为补泻合宜，不致偏弊误人。仁心仁术，亦复何愧。

五兼十夹

五兼者，风、寒、暑、疟、痢也；十夹者，痰、水、食、郁、脾虚、肾虚、亡血、疝、心胃痛、哮喘也。吴氏辨之甚详，兹不复赘。独遗燥证，如皮肤皱揭，喉干咽痛等证，当仿喻氏清燥救肺或竹叶石膏汤加姜蝉①化邪之品。至十夹之外，仍有夹阳虚、阴虚二种。如人素禀阳虚，即冬日围炉，不觉其温，日啖姜、桂，不嫌其热。若感温邪，当视何者为重，何者为轻。如阳虚之极，邪伏之轻，当以益阳为主，透邪次之，柴胡桂姜汤加姜蝉、泽兰。若伏邪重极，又当兼治，大小复苏饮加姜、桂。总以邪之轻重为端倪，甚者下之，邪去又当固正。又如阴虚者，虚阳外越，真阴内亏，甚有一病即舌干无津，脉来细数，急以大剂参麦六味，先救垂绝之阴，佐以涤邪之品，或透或下，随证斟酌。至若受邪太重，值此阴虚，岂忍坐视不下。或于大剂养阴之中合攻下之品，以希侥幸于万一可也。

① 姜蝉：医学大成本作"僵蝉"，三三医书本作"僵蚕"。下同。

风　温

风温一证，乃天时亢燥，火邪内郁，风邪外伏。证见[①]发热咳嗽，咽痛面胀，舌赤心烦，甚则头眩气急。所谓风温上受，专责肺胃。治以清散，栀豉汤、荆防败毒散加姜蚕、牛子主之。

时　毒

时毒一证，亦由天时厉气，风热郁于少阳阳明，作时每多耳畔高肿，轻则不热，重则恶寒发热，夹食者胸闷，阖家大小，每每传染，虽属轻恙，不可忽视。倘经敷过，致邪不化，或口腹不禁，以致热邪内陷，为害甚酷，治法亦主清散，甚则兼下。

发　肿

时邪后，面目肢体浮肿，气虚者，脉软无力，补中益气汤。脾虚有水气者，小便不利，四苓、理中。食滞者心下痛，保和丸。

发　颐

时邪病后，耳后或项下或颠顶肿者，此余热留于营血，即颐毒也，速用普济消毒饮加荆、防，耳后加柴胡，颠顶加羌活。外以葱水浴之，不可敷贴，恐致成脓，致有他变。

---

① 见：原作"视"，据医学大成本改。

发疮、发瘰

时邪后发疮，乃热邪外达皮毛，极佳之象，清热化邪自愈。发瘰，乃荣血伤也，吴氏养荣汤。

发　蒸

蒸乃余邪留于阴分，当看有无邪否。如余邪不尽，仍当攻邪，佐养阴之品，神解、复苏酌用。如纯无邪者，方可养阴，六味地黄为主。

索　泽

温邪索泽之证，多因失治，或误投香燥温散之剂，真阴受伤，致邪难化，多在病后。其证身体枯瘦，皮肤甲错，消索而不润泽也，皆缘阴液为热所耗，肌肤失其濡，筋骨失其荣，或证现潮热咳嗽，吐沫吐脓，或脾惫不食，渐渐羸瘦，骨立而死。若早进六味①地黄丸及吴氏诸养荣法，兼潮热者银甲散，血虚者全鳖膏，肺损者百合固金汤，或可挽回。至于善后，惟有薄滋味，不助热邪，慎起居，勿伤血气，不可徒恃药饵，以滋蔓延。

急　发　证

夫证有缓急，犹天地之有常变。处常如和风甘雨，证之和缓者然；处变如狂风疾雨，证之暴急者然。观于天地之常变，而证之缓急，思过半矣。惟温疫一证，不同他证，不循六经，

---

① 味：原作“脉”，据医学大成本改。

难以窥测，故有缓急之殊。缓发者，多延时日，用药颇可消息①。惟急发者，每每仓猝，不及提防，甚至朝为平人，暮为病鬼。虽有良工，其如走马之势何。是以业医者，当细心研究。其于证之急者，能早辨之，不致夭人性命，是即回天再造之手也。谨将急证形情，略举数则，以便阅者，易于明白。

一早间发热，午即舌黑，神识不清者，增损双解，大剂迭进，方能有救。

一陡然如醉如痴，神情恍惚，六脉全伏，舌色紫赤，肩②胁胸背痛者，邪伏最深。趁此初萌，先与神解合太极、升降，或败毒加大黄、滑石等药。俟邪势向表，可与败毒加③栀、豉、人中黄，或凉膈。

一初病即头痛如破，身痛如杖，腰痛如折者，即用神④解、败毒、九味羌活皆可。

一初病即神昏不语，有似中风，甚至手足抽掣，半身不遂者，其人平素必有痰火气郁之证，与邪并作，可与清化汤。兼痰者，可加白芥子、莱菔子。兼火者，加酒炒熟大黄。兼气者，加乌药、青皮、野郁金，或凉膈散。

一初病即狂妄不识人者，急与败毒加犀、连、大黄，甚者双解或凉膈，加人中黄。

一陡然阻厥，如气厥气阻，脉象全伏，神解、清化、四七选用；舌紫赤者，清化汤加白薇；邪势发作，增损双解散下之。

---

① 消息：此处为斟酌之义。
② 肩：原作"气"，据三三医书本改。医学大成本作"者"。
③ 加：原作"如"，据医学大成本改。
④ 神：原脱，据医学大成本补。

一小儿突然惊搐不醒，少定又惊，或一连数十次者，参之舌干舌赤舌黑，头重不立者，即是温病极重之候。初起宜用清化汤加羚羊，或珠黄散合加味太极丸。沙痘常有此证，宜用大无比散和加味太极丸。药用神解散加羌活、大黄。

一妇人或壮热神昏，崩下不止者，此邪热入胞中，舌必干红，或黑或紫赤，宜用神解散、黄连解毒汤加生地。

一面色青缩者，舌必紫赤，胎或白黄，口有臭气，或小便短赤，脉或沉伏而数，此邪伏极重，初宜清化汤，继用增损双解散。

一或登高而歌，弃衣而走者，舌必紫赤，三黄石膏汤加大黄、铁落。

一无故吐血者，脉或数大，舌或紫赤，抽薪饮、清化汤加生地、泽兰、归、芍。

一无故霍乱者，舌色干红，清化汤、定中汤加芦根。若舌本淡，舌胎白，又宜藿香正气散。

一下痢不止，舌赤脉数者，荆防败毒加军或双解散。此通因通用法也。

缓 发 证

温邪之急发者，前条申明。惟缓发者，其始悠悠戚戚，若无大苦，现证与温邪殊不相类。医者不察，见病治病，屡药不效，迨至旬日，或半月后，病邪陡然猖獗，即成燎原之势。甚至热邪内溃，谵妄神昏，舌刺呃逆，循衣撮空，危证迭现，斯时即有对证之药极力救之，虽鞭之长不及马腹①矣。惟能早辨

---

① 鞭之长不及马腹：比喻力所不能及。语出《左传·宣公十五年》。

其证，治其萌蘖①，或有兼夹，先治兼夹，使邪得外达，正气不伤，庶可保全。今将缓法证治列下，俾业医者，熟习胸中，不致临证误治，斯为尽善尽美之道也。

一初起不热，恶寒时作时止，舌胎白者，荆防败毒散。舌白如腻粉者，宜服达原饮、藿香正气散、栀豉汤。虚人，人参败毒散，阴虚，归葛饮，临证选用。

一恍惚如醉如痴者，舌或干红，或咽干口不渴，或头眩而不自知其苦者，宜用神解散、清化汤、升降散消息②之。

一恶食不渴，如湿痰者，而心内作烦，舌尖泛红者，初起夹寒食者，藿香正气散加羌、防、芍、芷之类。俟寒食退，再照温例治之。

一咳嗽咽痛，如风热者，参之脉数舌赤，清化汤、升降散、甘桔汤加牛子、薄荷。

一偶然失血一二口，如内伤者。

一胸闷胁胀，如气郁者。

一胃痛胸痛及肋胁肚腹痛，有似气逆夹寒者。

一呕吐痰水，如霍乱者。

一头眩头痛者。

一面色青黄，饮食不为肌肉者。

一兼夹风寒，舌先有浇白胎，舌本或淡或红，伏邪发动，舌必红紫。

一兼夹暑湿，舌或白腻，或净赤无胎。

一兼夹饮食，舌胎粗厚，口有秽气，舌本红赤。

---

① 蘖：原作"药"，据医学大成本改。
② 消息：此处为平息，停止之义。

温邪坏证纪略

一温邪失治，变生肿胀喘满者，多死不治。

一温邪初起，精神异常者，不治。

一温邪萌作，即身痛神昏，肢逆脉伏，面色晦滞，变生仓猝。

一温邪一病，口臭喷人，舌黑脉代者，死。

一温邪初病，腰痛身疼，脉伏神昏，咽燥不语者，乃邪闭之候，死期最速。

一温邪失治，久延潮热羸瘦，有似怯证者，不治。

一温邪失治，热久伤阴得能发疮发疥者，生。

妇人 经期、妊娠、产后

妇人温证，治法与男子异者，经期、妊娠、产后之别。经候适夹，温邪恰受，血为邪遏，多致腹痛胀满，治温法中加桃仁、红花、元胡、丹皮、鳖甲之类。经候适去，血室空虚，邪因乘入，多致谵妄舌黑，神昏潮热，又当以增损小柴胡加养阴之品。如患温时，经自行，热随血泄，只治其温，经行自已。至妊娠之妇，一受温邪，胎为热伤，势在必下，胎下母亦难全。处此①，不妨向病家说明原委，急当速彻其热，以希侥幸，往往如此施治，不但胎不下堕，而反安然无事。岐伯曰：有故无陨，亦无陨也，诚哉此言。而吴又可又有悬钟之喻，于理更切。要之，此时下胎亦堕，不下胎亦堕。然下之胎堕，母犹可救十中二三，不下则母无生理，胎亦焉能独存。同一胎堕，较之此

---

① 此：此后医学大成本有"危急之际"四字，此处疑脱。

善于彼，自当尽力援之，双解散及增损大柴胡，皆可选用。更有妊妇，一病舌即干红，或黑或燥，此属温邪太重，非大剂重剂，不能破格救人，惟减芒硝一味。亦有胎死腹中，又非硝不能下也。尤宜向病家申明再用，勿致贻谤①为要。至于幸与不幸，天也，命也，人事不可不尽也。若产后受邪，较胎前更难施治，缘气血早亏，温邪直入难化，此时攻不可，补亦不可。惟审明证候，以固本为主，去邪佐之。邪轻，大小复苏、神解合四物。邪重以复苏为主，攻邪如升降、太极。至于放手攻利则不可。若果②邪热深重，一病神昏舌干，势有燎原之危，又非大剂凉下不能有济。或兼扶元，或佐育阴，总俟临证采酌，攻补得宜，庶为美善兼尽。

小　儿

小儿温证，与大人异者，肌肤柔脆，脏腑娇嫩，阴常不足，阳常有余，一受温邪，两阳合并，多致抽搐似惊，实非惊也。缘温乃热邪，最易伤阴，阴伤血燥，风自内生，是以札眼③摇头，吐舌撩唇，胎黑鼻煤，渴饮气促，人事昏沉。以上种种现证，温病常有，而惊证实无也。若作惊治，万无一生，照温热例治，十全八九。予一见此证，常以加味太极丸、紫雪合神解散，加犀、羚、膏、连，获效如响。此等证尤易惊骇惑人，病家仓皇之际，每招无师之妪，一见如此光景，即以衣针挑放，偶有见效，以为应手居奇，殊不知《内经》原有刺穴泄热之旨。然而仓皇之时，得此稍安人心，尚属可嘉。间有不然之人，身

---

① 贻谤：招致责难。
② 若果：若是，假如。
③ 札眼：即眨眼。

带无名之药，重价售服，反谤正治之非。而世之病家，相沿①
受惑者比比。纵有明哲之辈，多易堕其术中，良可悲夫。不思
惊证，从无鼻煤胎黑等证，以此为辨，万不失一。

① 沿：原作"治"，据医学大成本改。

卷三

神解散　温病初觉憎寒体重，壮热头痛，四肢无力，偏身酸痛，口苦咽干，胸腹满闷者，此方主之。

白僵蚕酒炒，一钱　蝉蜕五个　神曲三钱　金银花二钱　生地二钱　木通　车前子炒，研　黄芩酒炒　黄柏盐水炒　黄连　桔梗各一钱

水煎去渣，入冷黄酒半小杯，蜜三匙，和匀冷服。

此方之妙，不可殚述。温病初觉，但服此药，俱有奇验。外无表药，而汗液流通，里无攻药，而热毒自解。有斑①疹者即现，而内邪悉除，此其所以为神解也。

清化汤　温病壮热，憎寒体重，舌燥口干，上气喘吸，咽喉不利，头面猝肿，目不能开者，此方主之。

白僵蚕酒炒，三钱　蝉蜕十个　金银花二钱　泽兰叶二钱　广皮八分　黄芩二钱　黄连　炒栀　连翘去心　龙胆草酒炒　元参　桔梗各一钱　白附子泡　甘草各五分

大便实，加酒大黄四钱。咽痛，加牛蒡子炒研一钱。头面不肿，去白附子。水煎去渣，入蜜酒冷服。

其方名清化者，以清邪中于上焦而能化之，以散其毒也。芩、连、栀、翘，清心肺之火。元参、橘、甘，清气分之火。胆草清肝胆之火，而且沉阴下行，以泻下焦之湿热。僵蚕、蝉蜕，散肿消毒，定喘出音，能使清阳上升。银花清热解毒，泽兰行气消毒，白附散头面风毒，桔梗清咽利膈，为药之舟楫，

---

① 斑：原作"班"，据医学大成本改。

蜜润藏府①，酒性大热而散，能引诸凉药至热处，以行内外上下，亦火就燥之意也。其中君明臣良，佐使同心，引导协力，自使诸证悉平矣。

芳香饮　温病多头痛身痛，心痛胁痛，呕吐黄痰，口流浊水，涎如红汁，腹如圆箕，手足撌搦，身发斑疹，头痛舌烂，咽喉痹塞等证，怪怪奇奇，不可名状，皆因肺胃火毒不宣，抑郁而成，治法急宜大清大泻。但有气血损伤之人，遽用大寒大苦之剂，恐火转闭塞而不达，是害之也。此方主之，其名芳香者，以古人元旦汲清泉，以饮芳香之药，重涤秽也。

元参一两　白茯苓五钱　石膏五钱　蝉蜕全十二个　白僵蚕须炒，三钱　荆芥三钱　天花粉三钱　神曲炒，三钱　苦参三钱　黄芩三钱　陈皮一钱　甘草一钱

水煎去渣，入蜜酒冷服。

达原饮

槟榔二钱　厚朴一钱　草果仁五分　知母一钱　黄芩一钱　芍药一钱　甘草五分

本方加羌活一钱，柴胡一钱，葛根二钱，即三消饮。

九味羌活汤

羌活　防风　苍术各钱五分　白芷　川芎　黄芩　生地　甘草各一钱　细辛五分

加生姜、葱白煎。

藿香正气散

藿香一钱　大腹皮五分　紫苏一钱　甘草五分　桔梗一钱　陈皮八分　茯苓二钱　白术　厚朴　半夏曲各一钱　白芷五分

---

① 藏府：同"脏腑"。

加姜、枣煎。

栀豉汤

豆豉　栀子等分

本方加葱一握，名葱白香豉汤。

荆防败毒散

荆芥　防风　枳壳　桔梗　柴胡　前胡　茯苓　甘草　羌
活　独活　川芎　薄荷各等分

加生姜煎。

本方去荆、防，加人参，名人参败毒散。

本方加厚朴、陈皮、僵蚕、蝉蜕、藿香，名消风败毒散。

普济消毒饮

黄芩酒炒　黄连酒炒，各五钱　玄参　甘草　桔梗　柴胡　陈
皮　牛蒡　板蓝根　马勃　连翘　薄荷各一钱　僵蚕　升麻各
七分

本方加蝉蜕、栀子、酒大黄、蜜酒，即增损普济消毒散。

归葛饮

当归葛根等分

防风通圣散

大黄酒蒸　芒硝　防风　荆芥　麻黄　炒栀　白芍炒　连翘
川芎　当归　薄荷　白术各五钱　桔梗　黄芩　石膏各一两　甘
草二两　滑石三两

加姜、葱煎。

增损双解散　温病主方。温毒流注，无所不至。上干则头
痛面肿；注于皮肤，则斑疹疮疡；壅于肠胃，则毒利脓血；伤
于阳明，则腮脸肿痛；结于太阴，则腹满呕吐；结于少阴，则
喉痹咽痛；结于厥阴，则舌卷囊缩。此方解散阴阳内外之毒，

无所不至矣。

白僵蚕酒炒，三钱　全蝉蜕十二枚　广姜黄七分　防风一钱
薄荷叶一钱　荆芥穗一钱　当归一钱　白芍一钱　黄连一钱　连翘
去心，一钱　栀子一钱　黄芩二钱　桔梗二钱　石膏六钱　滑石三钱
甘草一钱　大黄酒浸，二钱　芒硝二钱

水煎去渣，冲①芒硝，入蜜三匙，黄酒半酒杯，和匀冷服。

栗山曰：温病本末，身凉不渴，小便不赤，脉不洪数者，
未之有也。河间以伤寒为杂病，温病为大病，特立双解散，以
两解温病表里之热毒，以发明温病与伤寒异治之秘奥。其见高
出千古，深得长沙不传之秘。且长沙以两感为不治之证，伤寒
病两感者亦少，一部《伤寒论》，仅见麻黄附子细辛汤一证。惟
温病居多，以温病咸从三阴发出三阳，乃邪热亢极之证，即是
两感。惜长沙温病方论散佚不传，幸存刺五十九穴一法。惟河
间双解散，解郁散结，清热导滞，可以救之。必要以双解为第
一方信然。予加减数味，以治温病，较原方尤觉大验。惟麻黄
春夏不可轻用，古方今病不可过执也。所以许学士②有云，读
仲景之书，学仲景之法，不可执仲景之方，乃为得仲景之心也，
旨哉斯言！河间双解、三黄，俱用麻黄，仍是牵引叔和旧说。
盖温病热郁，自里达表，亦宜解散，但以辛凉为妙。

凉膈散

连翘二钱　大黄　芒硝　甘草各四钱　黄芩　炒栀　薄荷各
二钱　竹叶三十片

蜜煎，去渣服。

---

① 冲：原作"充"，据医学大成本改。
② 许学士：指许叔微。南宋医家，字知可，号近泉。撰《伤寒发微论》
《普济本事方》等书。

加味凉膈散 温病主方。栗山曰：余治温病，双解、凉膈，愈者不计其数。若病大头、瓜瓤等温，危在旦夕，数年来以二方救活者，屈指以算，百十余人，真神方也。其共珍之。

白僵蚕酒炒，三钱　蝉蜕全十二枚　广姜黄七分　黄连二钱　黄芩二钱　栀子二钱　连翘去心　薄荷　大黄　芒硝各二钱　甘草一钱　竹叶三十片

水煎去渣，冲芒硝，入蜜酒，冷服。胸中热加麦冬，心下痞加枳实，呕渴加石膏，小便赤数加滑石，满加枳实、厚朴。

连翘、荷、竹，味薄而升浮，泻火于上。芩、连、栀、姜，味苦而无气，泻火于中。大黄、芒硝，味厚而咸寒，泻火于下。僵蚕、蝉蜕，以清化之品，涤疵疠之气，以解温①毒。用甘草者，取其性缓而和中也。加蜜酒者，取其引上而导下也。

升降散 温病亦杂气中之一也，表里三焦大热，其证不可名状者，此方主之。如头痛眩晕，胸膈胀闷，心腹疼痛，呕哕吐食者；如内烧作渴，上吐下泻，身不发热者；如憎寒壮热，一身骨节酸痛，饮水无度者；如四肢厥冷，身凉如冰，而气喷如火，烦躁不宁者；如身热如火，烦渴引饮，头面猝肿，其大如斗者；如咽喉肿痛，痰涎壅盛，滴水不能下咽者；如遍身红肿，发块如瘤者；如斑疹杂出，有似丹毒风疮者；如胸高胁起胀痛，呕如血汁者；如血从口鼻出，或目出，或牙缝出，毛孔出者；如血从大便出，甚如烂瓜肉，屋漏水者；如小便涩淋如血，点滴作疼，不可忍者；如小便不通，大便火泻无度，腹痛肠鸣者；如便清泻白，足重难移者；如肉瞤筋惕者；如舌卷囊缩者；如舌出寸许，绞扰不住，音声不出者；如谵语狂乱，不

---

① 温：原脱，据医学大成本补。

省人事，如醉如痴者；如头疼如破，腰痛如折，满面红肿，目不能开者；如热盛神昏，形如罪人，哭笑无常，目不能闭者；如手舞足蹈，见神见鬼，似风①癫狂者；如误服发汗之药，变为亡阳之证，而发狂叫跳，或昏不识人者。外证不同，受邪则一。凡未曾服过他药者，无论十日半月一月，但服此散，无不辄效。

　　白僵蚕酒炒，二钱　　全蝉蜕去土，一钱　　广姜黄去皮，三分川②大黄生，四钱

　　称准，上为细末，各研匀。病轻者分四次服，每服重一钱八分二厘五毫，用黄酒二匙，蜂蜜五钱，调匀冷服，中病即止。病重者分三次服，每服重二钱四分三厘三毫，黄酒三匙，蜜七钱五分，调匀冷服。最重者分二次服，每服重三钱六分五厘，黄酒二匙，蜜一两，调匀冷服。一时无黄酒，稀熬酒亦可，断不可用蒸酒。胎产亦不忌。炼蜜丸，名太极丸，服法同前，轻重分服，用蜜酒调匀送下。

　　栗山曰：温病总计十五方。轻则清之，神解散、清化汤、芳香饮、大小清凉散、大小复苏饮、增损三黄石膏汤八方。重则泻之，增损大柴胡汤、增损双解散、加味凉膈散、加味六一顺气汤、增损普济消毒饮、解毒承气汤六方。而升降散，其总方也，轻重皆可酌用。察证切脉，斟酌得宜。病之变化，治病之随机应变，又不可执方耳。按处方必有君臣佐使，而又兼引导，此良工之大法也。是方以僵蚕为君，蝉蜕为臣，姜黄为佐，大黄为使，米酒为引，蜂蜜为导，六法俱备，而方乃成。窃尝

① 风：同"疯"。
② 川：原作"用"，据医学大成本改。

考诸本草，而知僵蚕味辛苦气薄，喜燥恶湿，得天地清化之气，轻浮而升阳中之阳，故能胜风除湿，清热解郁，从治膀胱相火，引清气上朝于口，散逆浊结滞之痰也。其性属火，兼土与木，老得金水之化，僵而不腐。温病火炎土燥，焚木烁金，得秋分之金气而自衰，故能辟一切怫郁之邪气。夫蚕必三眠三起，眠者病也，合薄皆病，而皆不食也。起者愈也，合薄皆愈，而皆能食也。用此而治合家之温病，所谓因其气相感，而以证①使之者也，故为君。夫蝉气寒无毒，味咸且甘，为清虚之品，出粪土之中，处极高之上，自甘风露而已，吸风得清阳之真气，所以能祛风而胜湿。饮露得太阴之精华，所以能涤热而解毒也。蜕者，退也。盖欲使人退去其病，亦如蝉之脱然无恙也。亦所谓因其气相感，而以意使之者也，故为臣。姜黄气味辛苦，大寒无毒，蛮人生啖，喜其祛邪伐恶，行气散郁，能入心脾二经，建功辟疫，故为佐。大黄味苦，大寒无毒，上下通行，盖亢甚之阳，非此莫抑。苦能泻火，苦能补虚，一举而两得之。人但知建良将之大勋，而不知有良相之硕德也，故为使。米酒性大热，味辛苦而甘，令饮冷酒，欲其行迟传化，以渐上行头面，下达足膝，外周毛孔，内通藏府②经络，驱逐邪气，无处不到。如物在高巅，必奋飞冲举以取之；物在远方及深奥之处，更必迅奔探索以取之。且喜其和血养气，伐邪辟恶，仍是华佗旧法，亦屠苏之义也，故为引。蜂蜜甘平无毒，其性大凉，主治丹毒斑疹，腹内留热，呕吐便秘，欲其清热润燥，而自散温毒也，故为导。盖蚕食而不饮，有大便，无小便，以清化而升阳；蝉

---

① 证：医学大成本作"意"。
② 藏府：同"脏腑"。

饮而不食，有小便无大便，以清虚而散火。君明臣良，治化出焉。姜黄辟邪而靖疫，大黄定乱以致治，佐使同心，功绩建焉。酒引之使上行，蜜润之使下导，引导协力，远近通焉。补泻兼行，无偏胜之弊，寒热并用，得时中之宜。所谓天有覆物之功，人有代覆之能，其洵然哉。是方不知始自何氏，兹改分两，变服法，名为赔赈散，用治温病，服者皆愈，以为当随赈济而赔之也。予更其名曰升降散，盖取僵蚕、蝉蜕升阳中之清阳，姜黄、大黄降阴中之浊阴，一升一降，内外通和，而杂气之流毒顿消矣。又名太极丸，以太极本无极，用治杂气无声无臭之病也。予用此散，救大证、怪证、坏证、危证，得愈者不可数计。更将此方传施亲友，全活甚众，可与河间双解散并驾齐驱耳，名曰升降，亦双解之别名也。

加味太极丸　小儿温病主方。凡治温病，皆可随证酌用。

白僵蚕二钱，酒炒　全蝉蜕去土，一钱　广姜黄三分　川大黄四钱　天竺黄一钱　胆星一钱　冰片一分　加西牛黄二分更妙

上七味称准，为细末，糯米浓汤和丸，如芡实大。冷黄酒和蜜，泡化一丸，冷服，薄希熬酒亦可。

大柴胡汤

柴胡一钱　半夏姜汁炒，一钱半　黄芩二钱　白芍一钱　枳实麸炒，一钱　大黄酒浸，二钱　生姜二钱　大枣一枚

水煎服。

增损大柴胡汤　温病热郁腠理，以辛凉解散，不至还里而成可攻之证，此方主之，乃内外双解之剂也。

柴胡一钱　薄荷二钱　陈皮一钱　黄芩二钱　黄连一钱　黄柏一钱　栀子一钱　白芍一钱　枳实一钱　大黄二钱　广姜黄七分　白僵蚕酒炒，三钱　全蝉蜕十个

呕加生姜二钱。水煎去渣，入冷黄酒一两，蜜五钱，和匀冷服。

小柴胡汤

柴胡一钱　黄芩二钱　半夏二钱　人参一钱　甘草炙，一钱
生姜二钱　大枣二枚

水煎温服。

本方加僵蚕、蝉蜕，即增损小柴胡汤。

加味六一顺气汤

僵蚕二钱　蝉蜕一钱　大黄二钱　芒硝　柴胡　黄连　白芍
各一钱　甘草五分　厚朴　枳实　黄芩各一钱

蜜导法

用蜜熬如饴，捻作挺子，掺皂角末，乘热纳谷道中。

或用猪胆汁醋和，以竹管插肛门中，将汁灌入，顷当大便，
名猪胆汁导法。

调胃承气汤

大黄酒浸，二钱　芒硝三钱　甘草炙，二钱

水煎服。

养荣承气汤

知母　当归　芍药　生地黄　大黄　枳实　厚朴各一钱

加姜煎。

解毒承气汤

僵蚕二钱　蝉蜕一钱　黄芩　黄连　黄柏　栀子　枳实　厚
朴各一钱　大黄二钱　芒硝一钱

五味消毒饮

金银花三钱　野菊花　蒲公英　紫花地丁　紫背天葵子各一
钱二分

火齐汤即三黄汤

黄柏　黄芩　黄连等分

三黄石膏汤

石膏两半　黄芩　黄柏　黄连各七钱　栀子三十个　麻黄　淡

豉各二合

本方去麻黄，加僵蚕、蝉蜕、薄荷、栀子等分，入蜜酒服，

即增损三黄石膏汤。

三黄泻心汤《汤液论》有黄芩，《保命集》有甘草①。

大黄　川黄连

以麻沸汤渍之，须臾绞去滓，温服。

竹叶石膏汤

竹叶二钱　石膏四钱　麦冬去心，二钱　半夏二钱　人参一钱

甘草炙，一钱　生姜二钱　粳米二钱

水煎温服。

白虎汤

石膏生，八钱　知母三钱　甘草生，一钱半　粳米二钱　竹叶三

十片

水煎冷服。

加人参一钱五分，名人参白虎汤。加苍术一钱，名苍术白

虎汤。

黄连解毒汤

黄连　黄芩　黄柏　栀子各一钱

水煎冷服。

---

① 汤液论……有甘草：此注引自戴天章《广瘟疫论·广瘟疫论方》。

玉女煎

熟地五钱　牛膝钱半　石膏五钱　知母钱半　麦冬去心，二钱

水①煎服。

犀角地黄汤

怀生地六钱　白芍四钱　牡丹皮三钱　犀角锉②，二钱，磨汁或末入

水煎，入犀汁服。

犀角大青汤

犀角锉，二钱，为末或磨汁对汤服　大青或以青黛代之　元参各三钱　升麻　黄连　黄芩　黄柏　栀子各一钱　甘草五分

水煎去渣，入犀角汁、童便，冷服。一方加白僵蚕酒炒三钱，蝉蜕十个全更妙。

大便秘加大黄。

二陈汤

半夏姜汁制，二钱　陈皮一钱　白茯苓一钱半　甘草一钱　生姜一钱

水煎温服。

本方加竹茹、枳实，名温胆汤。

导赤散

生地黄　木通各三钱　淡竹叶　甘草梢各一钱

水煎温服。

导赤泻心汤

黄连酒洗　黄芩酒洗　栀子姜汁炒黑　知母盐酒拌炒　犀角锉，

---

① 水：原脱，据医学大成本补。

② 锉：中药炮制方法的一种，用锉刀将药物锉成薄片或碎屑。锉，原作大字，今改用小字。

磨汁另入　人参　麦冬　茯神去木　甘草生, 各二钱　滑石二钱　灯心三分　生姜二钱　大枣二枚

水煎温服。

大清凉散　温病表里三焦大热, 胸满胁痛, 耳聋目赤, 口鼻出血, 唇干舌燥, 口苦自汗, 咽喉肿痛, 谵语狂乱者, 此方主之。

白僵蚕酒炒, 三钱　蝉蜕全, 十二个　全蝎去毒, 三个　当归　生地酒洗　金银花　泽兰各二钱　泽泻　木通　车前子炒研　黄连姜汁炒　黄芩　栀子炒黑　五味子　麦冬去心　龙胆草酒炒　丹皮　知母各一钱　甘草生, 五钱

水煎去渣, 入蜂蜜三匙, 冷米酒半小杯, 童便半小杯, 和匀冷服。此方通泻三焦之热, 其用童便者, 不及自己小便之佳。《素问》曰轮回酒,《纲目》曰还元汤。非自己小便, 何以谓之轮回, 何以谓之还元乎? 夫以己之热病, 用己之小便, 入口下咽, 直达病所, 引火从小水而降甚速也。此古人从治之法。惜愚夫愚妇未曾晓也, 甚且嘲①而笑之。眼见呕血人, 接自己小便饮一二碗立止, 非其明验乎。

小清凉散　温病壮热, 烦躁头重, 面赤咽喉不利, 或唇口颊腮肿者, 此方主之。

白僵蚕炒, 三钱　蝉蜕十个　银花　泽兰　当归　生地各二钱　石膏五钱　黄连　黄芩　栀子酒炒　牡丹皮　紫草各一钱

水煎去渣, 入蜜酒童便冷服。

黄连清心火, 亦清脾火; 黄芩清肺火, 亦②清肝火; 石膏

---

① 嘲: 原作"潮", 据医学大成本改。
② 亦: 原作"赤", 据医学大成本改。

清胃火，亦清肺火；栀子清三焦之火。紫草通窍和血，解毒消胀。银花清热解毒，泽兰行气消毒，当归和血。生地、丹皮凉血，以养阴而退阳也。僵蚕、蝉蜕为清化之品，散肿消郁，清音定喘，使清升浊降，则热解而证自平矣。

大复苏饮　温病表里大热，或误服温补和解药，以致神昏不语，形如罪①人，或哭笑无常，或手舞足蹈，或谵语骂人，不省人事，目不能闭者，名越经证，及误服表药而大汗不止者，名亡阳证，并此方主之。

白僵蚕三钱　蝉蜕十个　当归三钱　生地二钱②　人参　茯神　麦冬　天麻　犀角磨汁，入汤和服　丹皮　栀子炒黑　黄连　黄芩酒炒　知母　甘草生。各一钱　滑石二钱

水煎去渣，入冷黄酒、蜜、犀角汁，和匀服。

小复苏饮　温病大热，或误服发汗解肌药，以致谵语发狂，昏迷不省，躁热便秘，或饱食而复者，并此方主之。

白僵蚕三钱　蝉蜕十个　神曲三钱　生地三钱　木通　车前子炒，各二钱　黄芩　黄柏　栀子炒黑　黄连　知母　桔梗　牡丹皮各一钱

水煎去渣，入蜜三匙，黄酒半小杯，小便半小杯，和匀冷服。

大分清饮

茯苓　泽泻　木通各二钱　猪苓　栀子或倍之　枳壳　车前子各一钱

水一碗，煎八分，温服。

---

① 罪：医学大成本作"呆"。

② 二钱：原脱，据医学大成本补。

小分清饮

茯苓二三钱　泽泻二三钱　苡仁二钱　猪苓①一钱　枳壳一钱
厚朴一钱

水一钟半，煎七分服。

抽薪饮

黄芩　石斛　木通　栀子　黄柏各一钱二分②　枳壳钱半③
泽泻钱半　细甘草三分

水一钟半，煎七分，温服。

玉屏风散

黄芪蜜炙　防风各一钱　白术炒，二钱

水一钟，姜三片，煎服。

神术散

苍术　防风各二钱　炙草一钱

本方去防风、炙草，加黄柏一钱，即二妙散。

大青龙汤

麻黄四钱　桂枝二钱　甘草炙，二钱　杏仁泡，去皮尖，十枚
石膏八钱　生姜三钱　大枣一枚

小青龙汤

麻黄二钱　桂枝二钱　白芍二钱　半夏二钱四分　五味子一钱
细辛一钱　干姜一钱　甘草炙，一钱

越婢汤

麻黄六钱　石膏八钱　炙草一钱　姜三片　大枣五枚

香薷饮

香薷一钱　生扁豆一钱　厚朴炒，一①钱

黄龙汤　治胃实失下，虚极热极，循衣撮空，不下必死者。

人参钱半　熟地三钱　当归二钱　大黄酒浸，二钱　芒硝二钱
枳实一钱　厚朴一钱五分

小陷胸汤

黄连一钱五分　半夏三钱　瓜蒌一个

保和丸

山楂三两　神曲　半夏　茯苓各一两　会皮　莱菔子　连翘
各五钱

曲糊为丸②。

抵当丸

水蛭三十，猪脂熬黑　虻虫三十，去头足翅　桃仁三十，去皮尖，
研　大黄四两，酒浸

蜜丸。

代抵当丸

大黄酒洗，四两　芒硝　穿山甲蛤粉炒　夜明砂淘焙　莪术酒
炒　肉桂去皮　当归尾酒蒸。各一两　红花酒炒，七钱　桃仁不去皮
尖，用七十③粒，另研

蜜丸。

桃仁承气汤

桃仁连皮尖，十五个　桂枝三钱　大黄酒浸，四钱　芒硝二钱
甘草炙，一钱二分

---

① 一：原脱，据医学大成本补。
② 为丸：原脱，据医学大成本补。
③ 七十：医学大成本作"七十二"。

茵陈蒿汤

茵陈蒿二钱　栀子三钱　大黄五钱

本方加桂枝、白术、茯苓、泽泻、猪苓，即茵陈五苓散。

六一散即天水散

滑石六钱　甘草一钱

本方加朱砂，即益元散。

四苓散

白术　泽泻　猪苓　茯苓等分

本方去白术，加阿胶、滑石，即猪苓汤。

橘皮竹茹汤

橘皮五钱　竹茹一钱　沙参一钱　炙草五分　半夏一钱　陈皮一钱　麦冬一钱　赤苓二钱

加姜、枣煎。

橘皮半夏汤

橘皮　半夏等分

加生姜煎。

大半夏汤

半夏　人参等分　白蜜

小半夏汤

半夏　生姜等分

瓜蒂散

甜瓜蒂炒黄　赤小豆等分

为末。热水二钟，入淡豆豉三钱，煎一钟，去渣，和药末一钱温服。或用参芦煎汤热服，以指探吐。

参胡三白散

人参一钱半　白术一钱半　柴胡二钱　白芍一钱半　白茯苓一

钱半

清燥养荣汤

知母　天花粉　当归身　白芍　甘草　生地汁　陈皮等分

加灯心煎。

柴胡清燥汤

柴胡一钱　黄芩一钱　陈皮一钱　甘草五分　花粉一钱　当归
一钱　白芍一钱五分　生地二钱　知母一钱五分

加生姜、大枣煎。

清燥救肺汤

桑叶三钱　人参一钱　麻仁一钱　炙草一钱　枇杷叶二片　阿
胶一钱　麦冬二钱　杏仁一钱　煅石膏一钱

当归六黄汤

当归　炙芪　黄柏　黄芩　黄连　生地①　熟地等分

定中汤

雄黄　黄土等分

逍遥散

当归一钱　白芍一钱　柴胡三分　茯苓一钱　白术一钱　甘草
五分　薄荷三分　姜一片

越鞠丸

川芎五分　苍术三分　香附五分　山栀八分　神曲一钱

归气饮

熟地三钱　茯苓二钱　扁豆一钱　炮姜五分　丁香三分　藿香
一钱　炙草五分　会皮一钱

---

① 生地：原脱，据医学大成本补。

代赭旋覆汤

代赭石一钱　旋覆花五分　人参五分　半夏一钱　干姜一钱
大枣五个

四七汤

半夏一钱①　厚朴一钱　茯苓一钱　苏子一钱　姜　枣

仓廪汤

人参五分　茯苓一钱　甘草五分　枳壳一钱　桔梗一钱　柴胡
五分　前胡一钱　羌活三分　独活一钱　川芎五分　薄荷五分　姜一
片　陈仓米一钱

酸枣仁汤

酸枣仁一钱　甘草五分　知母一钱　茯苓一钱　川芎五分

四逆散

柴胡五分　炙甘草五分　芍药一钱　枳实八分

柴胡桂姜汤

柴胡一钱　桂枝五分　干姜五分　黄芩五分　煅②牡蛎一钱
栝蒌一钱　甘草五分

甘桔汤

桔梗一钱　甘草一钱

独参汤附参茸膏

人参轻重酌用

加鹿茸等分熬膏，即参茸膏。

---

①　一钱：原脱，据医学大成本补。

②　煅：原本"煅"为小字，放在"黄芩"后。形式为"黄芩五分牡
煅蛎"。今移改。

参附汤

人参　附子轻重酌用

术附汤

白术　附子轻重酌用

真武汤

茯苓一钱　白术一钱　芍药一钱　附子一钱　生姜一片

四君子汤

人参三钱　茯苓一钱　白术一钱　甘草五分

六君子汤

人参二钱　茯苓一钱　白术一钱　甘草五分　半夏　陈皮各一钱二分

香蔻六君子汤

木香五分　蔻仁五分　人参二钱　茯苓一钱　甘草五分　陈皮一钱　半夏一钱　白术一钱

柴芍六君子汤

柴胡一钱　白芍一钱　人参二钱　茯苓一钱　甘草五分　白术一钱　半夏一钱　陈皮一钱

金水六君①煎

熟地三钱　当归　半夏　陈皮　茯苓各一钱　甘草五分

四物汤

川芎五分　当归一钱　地黄三钱　芍药一钱

八珍汤

川芎　当归各一钱　地黄三钱　芍药一钱　人参一钱　茯苓一钱　白术一钱　炙甘草五分

---

①　君：此后原衍"子"字，据《景岳全书·新方八阵》卷五十一删。

十全大补汤

地黄三钱　芍药一钱　当归一钱　川芎五分　人参一钱　白术一钱　茯苓一钱　甘草一钱　黄芪一钱　肉桂一钱

补中益气汤

黄芪一钱　陈皮一钱　升麻五分　柴胡五分　人参一钱　甘草五分　当归一钱　白术一钱

补阴益气煎

熟地三钱　山药一钱　白术一钱　陈皮一钱　升麻五分　柴胡五分　人参一钱　甘草五分　当归一钱

理中汤

人参一钱　甘草五分　白术一钱　黑姜五分

理阴煎

人参一钱　甘草五分　白术一钱　黑姜一钱　熟地二钱

小建中汤

芍药三钱　肉桂五分　炙甘草五分　大枣二个①　饴糖一酒杯　煨姜五分

黄芪建中汤

黄芪二钱　芍药三钱　肉桂一钱　煨姜五分　甘草五分　大枣三个　饴糖一酒杯

归脾汤

人参一钱　白术一钱　黄芪一钱　当归一钱　炙甘草五分　茯神一钱　远志一钱　酸枣仁五分　木香五分　龙眼肉五分　姜一片　枣一个

---

① 二个：原作"一钱"，据医学大成本改。

复脉汤

肉桂五分　炙草五分　麦冬二钱　生地三钱　麻仁二钱　阿胶
一钱

加姜、枣煎。

泻白散

桑皮一钱　地骨皮一钱　甘草五分　粳米一钱

生脉散

麦冬二钱　五味一分　人参一钱

六味地黄汤

地黄八钱　山萸四钱　山药四钱　丹皮三钱　茯苓三钱　泽泻
三钱

本方加麦冬、五味，即麦味地黄汤。加知母、黄柏，即知
柏地黄汤。

资生丸

人参五钱　白术八钱　藿香三钱　蔻仁一钱　黄连一钱　楂肉
五钱　陈皮四钱　桔梗二钱　山药五钱　苡仁五钱　建莲六钱　芡
实五钱　神曲五钱　茯苓四钱　麦芽五钱　炙甘草五钱　扁豆四钱
泽泻四钱

参苓白术散

人参　白术　陈皮　茯苓　扁豆　山药各一钱　甘草五分
建莲一钱　砂仁五分　苡仁一钱　桔梗一钱　大枣二个

朱砂安神丸

川连五分　归身一钱　生地二钱　生草五分　琥珀一钱　犀角
一钱　枣仁一钱　远志一钱　元参一钱　辰砂五分　白茯苓一钱

大无比散

辰砂　滑石　生草　雄黄等分

全鳖膏

熟地二两　生地二两　天冬二两　麦冬二两　知母二两　贝母二两　丹皮二两　地骨皮二两　鳖甲一斤

百合固金汤

熟地一钱　生地二钱　元参二钱　贝母一钱　桔梗一钱　甘草五分　麦冬一钱　芍药一钱　当归一钱

银甲散

银柴胡二钱　鳖甲三钱

金汁

粪清绞汁，以陈为佳。

绿豆汁

绿豆熬汁，以清为佳。

雪梨浆

大梨汁，以成浆为度。

紫雪

黄金十两

用水三斗，先煮一斗，旋添煮至一斗为度，去金取汁，煮下项药：

石膏　寒水石如无真者，元精石代之　磁石醋煅　白滑石各五两

上四味捣，入前汁中，煮至五升，入下项药：

乌犀角镑　羚羊角镑　青木香切　沉香研。各五钱　黑参切升麻各一两六钱　生甘草八钱　丁香捣碎，一钱

上八味，入前汁中，煮取一升五合，去滓，入下项药：

芒硝一两　焰硝①三两

---

① 焰硝：即硝石。

上二味，入前药汁中，微火上煎，柳木槌①搅不住手，候有七合半，投在水盆中半日欲凝，入下项药：

朱砂研细，水飞净，五钱　麝香当门子②研，一钱二分

上二味，入前药中搅匀，勿见火。寒之二日，候凝结成霜紫色，铅罐收贮。每服一分至二分，杵细，冷水或薄荷汤调下，小儿以意量减。

珠黄散

珍珠二分　牛黄二分　川贝六分　辰砂二分

---

① 柳木槌：柳木槌是指柳木做成的槌子，用于将固态药物研细。槌，原作"搥"。

② 麝香当门子：即麝香仁。

卷四

医　案

丁巳春二月初旬，有何姓子，患温病初起，舌即干红，身次不支，神情恍惚，余胗之曰：此证感温甚重，十难救一，非大剂双解不能挽回，迟则不治。因病家曾患此证，专信不疑，遂顺手治疗得愈。计服大黄一两五钱，膏、黄、芩、连倍数，不但正气不亏，抑且病起旬日，俨如无病者然。于以见温病早得下药之力，其效之神速如此。

有张姓妻，忽然寒战，战后大笑，笑甚即厥，自暮至晓，如此者数次。邀余胗之。见其面赤壮热，头痛如破，心烦作麻，胸背作张①，舌胎白滑，六脉沉数，谵言神昏。余曰：此脉证乃羊毛温也，方以大剂双解治之。其时同事数医，论证用药，咸同一辙。药后得利而呕未止，邪困上焦也，连投三剂，外行搓法，毛出五色，诸证渐平。时又邀一医，胗云：乃肝风内动，少阳受病，方主温胆白薇一法。病家见其立方平稳，停双解而投是药。夜间前证复作，次日仍以双解投之渐平。自第五日，惟自笑不已，遂以加味太极丸加牛黄治之，一服而诸②证俱平，竟获全愈。

---

① 张（zhàng 帐）：通"胀"。
② 诸：原脱，据医学大成本补。

乾隆乙卯①六月上浣，予胗盛姓之子，患羊毛温半月。胗时脉证俱平，每交午刻，即心烦作麻，不自知其所苦，口内喃喃不已，人即昏去，交子即醒，如是者三日。询及前胗之医，皆以治温之法治之。今病未解者，是温邪感受原轻，发之不暴，治法虽当，奈毛毒未化，故延多日，一挑擦即可愈也。病家旋邀一老妪挑之，得毛如缕，内服神解散，是夜即安。后以辛凉之药，清理上焦得愈。夫羊毛本热化耳，得挑则毛去，毛去则热不留。《内经》刺穴泻热之法，岐伯已先得我心。因《内经》之义，引伸触类，可为治温证之津梁，亦可为后人之楷式。

丙辰②夏四月，有高姓之子，患温夹荤滞甚重，中宫堵塞，邪不易透，邀予诊之。初时病家颇不介意，予即嘱感邪极重，又夹荤滞，将来发作非轻。旋邀二医，公同商③酌，先开里气，使邪有出路。其时已服过温燥散药数剂矣。而现在之证，神烦舌赤，胎黄口渴，遂以大剂双解迭进五六日，去宿粪以斗计。壅滞虽开，伏邪大作，舌黑胎刺，谵妄烦躁之势迭现。要之，此状因邪重夹食，初病又投温散，未治萌蘖，以致病势猖獗如此。再以增损大柴合犀、羚、梨汁、芦根等味，黑胎渐退，邪势向衰。予等医俱云：幸有生机。讵料病家信任不专，另延他医，潜言迭进。有云凉药太过者，拟理中法。有云失表者，拟达原法。不知所服何剂，而病势更加沉困，谵妄更增。而医又欲以凉下法治之。苦病家潜言已入胸臆，坚不肯服大黄。群药仍属大剂清凉解毒，拖延多日始安。要之，再得双解二三剂，

卷四

九一

①　乙卯：乾隆六十年，即公元1795年。
②　丙辰：乾隆元年，即公元1736年。
③　商：原作"嘀"，据医学大成本改。

则邪净病已，不致半途而废。又投温燥以致病势更重。在病家执谮言，只说前药之非，孰知后药之误。此子[①]之得以生全者，天意也，非人力也。

又同时汤姓子，患温毒，结于少阳阳明，腮肿结硬，龈溃出脓。邀予诊时，已数日矣。时寒热交作，人事不清，苔黄舌赤。予即云：此温毒极重之证，若不极早双解，迨至伤阴，舌黑神昏，则无救矣。奈病家胆怯，坚不肯服，权与清化、太极二三日，宿粪略去，而病势未减。言之至再，始服双解一贴，尚未尽剂，去宿粪甚多，而身热人事顿爽，意欲再进此药，病家万不肯服。又延二日，胗时苔黑神昏，予即谆辞。旋邀一医，一见此证，即行凉下。见病家坚执不服，只得以加味太极丸加牛黄。服后病势亦减，再进不允。又延他医，乘机进谮，在昏愦之病家，在他医前，不述病之原委，而只云予辞言之过激，致病者因惊致舌黑神昏，有是理耶？殊不知未进言前，予临床胗时，早已神昏舌黑，连叫不醒。病家合室环听，抑因惊致神昏耶？抑因失治致神昏耶？而后医不知所进何药，终致不起。悲夫！夫前此两证，有幸有不幸者，虽属天意，亦由人事。在高姓之病，得双解多剂，后药虽误，尚可挽回。汤子之毙，不毙于后药，而毙于前药之不彻也。

丙辰夏，温证大行，现证多有口不能言，神情昏倦者，其证有愈有不愈。如陈姓一子，甫生数岁，哭不出声，神情倦怠。其家以为必败，置之于地者久矣。病者与予有姻谊，邀予往视。

---

① 子：原作“予”，据医学大成本改。

予见势非全败，先投以加味太极，继与双解，而哭声出，人事安。同时有陆兄妇归宁母家，一病即苔黄壮热，予与一医合诊，见势甚重，即与双解。延至三日，口不能言，舌干胎刺，病势加剧。予询及再四，缘何似此重剂未得去病。家人告以其母姑息，每剂药服不及半，以致如此。后延至七日，内陷厥阴，舌强脉微而毙。要之，温邪者，热邪也，不语者，厥阴为热邪所闭也。夫伤寒传足，温证传手，手①厥阴为心包络之经，热邪伤阴，则厥阴心包内闭，不但口不能言，并且舌强拘挛，神昏囊缩，变态多端。故早下以去邪，则六腑通，三焦畅，不致陷入厥阴，如陈氏子可为明验也。因循失治，则变证甚速，张氏妇亦良可慨夫！更有失治如李翁之孙，田翁之妇，皆系温邪内陷厥阴，不语而逝。又有陈姓妻，七月中旬，若发本证脚气，呕吐阻厥，邀一医投以解暑和肝息风之剂。次日神识昏愦，脉气散乱，口硬不言，四日而逝。朱氏之子，得挑得下，数日而苏。是温邪之治，宜用力于未曾不语之先，如待不语而急力挽回，犹堪几幸，迨至不语数日，而欲其语也，不亦难哉，甚矣。治病于未然者，其②圣人之法与。

有林姓，患羊毛温疹半月，所服之药，初温散，继养阴，未曾攻下，亦未曾挑放。予胗时，见其发狂自笑，歌骂不休。胗其脉，则沉数。验其舌，则苔黑芒刺。予曰：此证失下，奈阴分已伤，难任攻逐。所幸者，得前药养阴，尚未枯竭。今据现证种种，悉属温邪困伏三焦，心包内闭，发狂自笑，最凶之

---

① 手：原作"于"，据医学大成本改。
② 其：原脱，据医学大成本补。

候，治法当以逐邪为主，佐以养阴之味。古人原有黄龙一方，两得其妙，遂用之加牛黄、犀角等药，是日得解，自笑少止。外用挑法，得羊毛缕缕，胸次少宽。次日换方，仍用是药，令以荞麦面作团滚胸背间。后复胗一次，狂笑热势少轻，舌虽未净①，脉亦少和，药用轻剂攻邪，佐以和法。病家见凶势已平，率皆大意，竟不延胗，孰知燎原之火虽去，而余焰犹未熄也。闻知数日不药，以致余邪猖獗而毙。可见余邪不尽一分，即为祸一分。俗云：星星之火，能烧万顷之柴。吁！可畏哉！

张公子②丙辰年夏间，合室患温者十余人。初病者，伏邪甚重。予与一医合订清解攻下之方，服之而愈。越数日，伊仲媳亦患温邪，予与一医视其一病，胎即满黄，均云邪重，直与神解加军。二日不愈，病势加剧，予曰：温邪之证，得下药而不解，病反加重，其故何也？询及再四，诘旁人始知以其祖母姑息，药未即服，交三日邪势猖獗，直犯厥阴，神昏舌硬，拘挛倔强，旋邀一医看视，同以大剂育阴化邪，毫无一效，迨至七日而殂③。皆由温毒萌时，未得药力，以至于此。又一人，一病即壮热胎黄，一医初用九味羌活，次用三消。予见势剧，投以双解，迭下数次，病势更剧。知受邪太深，病家自云：似此酷毒，若不放手攻击，势难救援。是以医胆倍壮，硝、黄、膏、连猛进，舌黑神昏，俱方渐退。嗣后转疟日作，迨至月余而痊。此时又一患温者，一医以温散之剂，七日亦殂。可见温邪之证，得能早下，使表里通畅，十全八九。迟下失下，十难

---

① 净：原作"尽"，据医学大成本改。
② 子：医学大成本作"于"，义胜。
③ 殂（cú徂）：死亡。

全半。呜呼！大命虽由天定，医药岂可混施，此所谓君子言理，不言数也。

吴氏子患温邪之证，他医皆①谓暑湿痰滞，药用发表温消之剂，迨至二旬外，诸证更剧，始延予胗视。予察其胎黑唇焦，舌紫鼻煤，身热未退，腹胀如鼓，种种病邪，悉属温邪困郁，未经宣泄。且从前所服之药，半属辛温。夫②温邪本易灼阴，又加燥剂，阴分愈竭，邪伏更深，法在难治。不得已，拟大复苏饮滋培阴气，加味太极丸涤荡热邪，服后诸证少减。更以双解散，加养阴之药下之，连投数剂，热象渐平。改用养阴化热之剂，越数日，肛门肿痛，大解欲便不能。予知其下焦热结，阴液亏结，不能滋润之故。遂易大剂润肠药，内加肉苁蓉四钱，峻③补真阴，一剂下燥粪数十枚，腹胀渐消，竟获成功。此证设首用清解，何至此极。以见不明温热治法，误以风寒混治，其失有如此者。

杨姓年二十，乙卯年间，忽然右半不仁，舌强不语，神昏。诸医以中风受寒治之，罔效。延予胗视，予胗其脉象沉数，舌黄面垢，外虽不热，内现口渴便秘，神昏不语，种种形证。予曰：此证全系温邪内伏，非中风也。夫中风，脉应浮缓，无口渴便秘之证，况年力富强，中风之事亦少。据脉证相参，端由温厉之气，由里达表，自阴分发出阳分。四肢为诸阳之本，不

---

① 医皆：原脱，据医学大成本补。
② 夫：原作"表"，据医学大成本改。
③ 峻：原作"唆"，据医学大成本改。

仁者温热①伤阴，阳气未宣之象也。偏于右者，右为阴，男子不足于阴也。舌强神呆者，少阴之脉循舌本，盖其人少阴素亏，故温邪易乱其神明。观冬不藏精，春必病温，是其明验也。治法当急下以存阴。若待津涸阴亡，几无济矣。于是以大剂硝黄，下十余次，彼延二医合胗，亦主此法。后舌始转音，热象始作，继得养阴化热收功。若②非辨识③清细，以中风之法治之，不几误耶！

金姓，六月间患温，初病时早起食面蛋，午食荤腻，午即舌白神昏，谵妄胸闷，头胀脉伏，面色垢暗，势极危笃。予知其温邪极重，非速进攻下不可，投以双解数剂，服后毫不应手，其势更甚。予急令挑放，挑出羊毛无数。仍投双解一服，即得大解彻行，人事渐清。连进攻逐之品约十余剂，热象方减。后转疟证，以小柴养阴调理而安。志此以见温邪极重者，若不先为挑放，虽有对证之药，亦难取效也。七月，伊母患痢，兼口干咽燥，胸闷，以神砂丸，荞麦面搓之，得毛如许，照温邪治，痢随手而起。

朱④叟，年逾七旬，素无疾苦。乙卯四月中旬，午后方食糕点，忽然烦躁壮热，人事迷乱，势颇危殆。延余诊视，余验其舌色干黑，脉象洪大，烦渴谵语，知温邪骤发，兼夹痰滞，

---

① 热：原脱，据医学大成本补。三三医书本作"邪"。
② 若：原作"使"，据医学大成本改。
③ 识：原脱，据医学大成本补。三三医书本作"别"。
④ 朱：医学大成本作"宋"。

壅遏极重之候。拟双解救之，连投三剂①。热象少减，但舌黑而润，人事昏沉如故，更加呃逆，六脉无力，此阴竭之象，双解不中与也，急以归气②治之，一剂呃止神清，诸证悉退，后与和剂而愈。彼不守禁忌，甫愈三日，即食糕肉无数，以致余邪复作。后以清解消滞之品，始获成功。噫！前以凉下驱邪，后即以甘温扶正，转丸之技，固不可与胶柱者同日语也。

　　金姓者，乡间人也。据云客岁秋间患温证，疟痢迭至，仲冬方愈。服过硝黄十有余两。今春间午后，忽腹大痛，恶寒头疼，自利，脉沉，口渴，舌干苔刺。旋邀里中医者治之，以脉沉、肢冷、痛泻为寒，用附子理中汤。病人因去岁病时，悉领温热之象，梗概颇知，若尽寒邪，岂有口渴苔刺等证，未敢服此药。又延二医，一系去岁之医，订清解散，一订温中散寒，三法皆未行。次日邀余诊视，面垢神烦，唇燥口渴，苔刺鼻煤，热利无度，寒热仍作，胸闷腹痛。幸得刮放，经络少松。余云：此系温邪极重之候，泻乃热邪自寻出路，脉伏腹痛乃邪困未宣。据此唇舌，确非寒象。病者疑旧病愈未久，焉得又招此邪。余曰：邪之中人，乘人之虚。如水之趋下，遇窦即留，何分远近，能保周身之元气，庶免贼邪之侵害，刻据证用药，仍当双解，稍迟阴竭，则无救矣。旋投双解，泄泻反止，痛势大减。然唇舌如故，更加筋惕肉③瞤。余与前医，知为病后真阴未复，大有阴竭之象，难于纯用攻下，酌以生鳖甲、生地、沙参各两许，煎浓汁以煨前药。叠投三剂，病势大减。忽然呛咳不休，吐痰

---

　① 三剂：原作"一剂"，据三三医书本改。
　② 归气：即归气饮。
　③ 肉：原作"因"，据医学大成本改。

沫数盂。知肺为燥伤，遂用清金保肺化邪一法，不出十日全愈。

己未①冬，天气甚暖②，宛如春日。盖阳气不主收藏，而反发泄。是时彭姓阃室病温，轻者数人，重者亦数人，俱已向愈。最后一妇人甚笃，初起时不甚大热，微微咳嗽，脉象沉数，面色微赤，咽干口苦，舌净无苔，舌赤如绛。彼延许生诊视，许生以神解清化之药与之，越三日，壮热大作，而舌终无苔，神情躁乱，口渴心烦。余诊之曰：此温邪伏在营分，由里以达于外也。譬之隐伏之火，得搜扬而烈焰焚空，不可止遏。但此妇禀质素弱，阴分极亏，阴亏则不能化邪，以致邪势延漫三焦。若不下，邪无出路，若下，又恐阴液随竭。勉用复苏饮，加军末八分，一剂而得解数次。二日添舌短神昏，鼻煤谵妄等象。余曰：此枭焰猖狂，阴液干枯，不可救矣。其子再三谆请，余想《内经》曰，诸寒之而热者取之阴，所谓求其属也。王太仆③云：寒之不寒，责其无水。仿费建中治痘用浊阴意，合张景岳玉泉散方，用金汁一碗，井水两杯，生石膏二两，研和服下，而人事渐清，谵妄亦止，舌不绛而心不烦，热亦渐退，惟咳更甚。余曰：此温邪余热，从营阴出于卫阳，由血分达于气分，热在上焦肺部，温邪渐达皮毛，后必发痧发痒，清金保肺可愈矣。令许生以清燥救肺汤与服，继以梨汁熬膏④，调治而愈。

---

① 己未：嘉庆四年，即公元 1799 年。
② 暖：原作"援"，据医学大成本改。
③ 王太仆：指唐代医家王冰。
④ 膏：原作"营"，据医学大成本改。

乙卯夏，有耿姓客，寓某行，患寒热身痛等证。一医用清散之药，越三日，热象颇加，人事昏迷，身痛不能转侧。行东延医诊视，医云：脉象数大，舌苔黄厚，作热邪伤阴治，以滋化之法，病势更重。时已六日矣，邀余诊之，余验舌色深黄，脉象数大，面垢神昏，壮热至夜更盛，胸高气促。种种危证，皆温邪深伏三焦，未经溃达。时已六日，病势益剧，阴分先伤，虽连得养阴之药，奈温邪不溃，若①不早下以存阴，必致舌黑、苔刺、谵妄等变。但病者系异乡孤客，非一人可以当担，必得一二道中，同为斟酌，方能用药。伊即延一医诊视，亦主此法，用增损双解散，硝、黄四五钱，连服二剂，下败粪十余次，病势颇减。改用养阴，壮热如故。与双解数剂，苔色已退，脉和热轻。越二日，呃逆甚剧，舌苔白，舌本淡。与同视之医合商②，医曰：邪势未尽，下之可乎？余曰：邪固未尽，但正虚呃逆，不可下也，宜归气饮消息③之，服后呃止。又二日，呃复作，更盛于前，皆以为邪未尽之故。正虚不能再下，酌用和法，服二帖，呃全不止。余诊时，旁坐久听，呃声由胁而起，此必兼气郁。因订代赭旋覆汤合归气减丁香，一服即安。可见温邪盛时宜凉下，衰时有兼证，自当从兼治，不可拘于一格也。

文学某翁，素知医，四十二岁始得一子，甫一周，于嘉庆丁巳④七月间患温。某自与前、葛、枳、桔等药，服之不效。

---

① 若：原作"者"，据医学大成本改。
② 商：原作"商"，据医学大成本改。
③ 消息：此处为平息，停止之义。
④ 嘉庆丁巳：嘉庆二年，即公元 1797 年。

次日又服清化之剂，至三更，喘嗾①非常，就诊于余。余见苔黄带黑，喘如曳锯，因与麻、杏、石膏合加味太极法治之。药未煎就，舌黑如炭，芒刺如锉。喘嗾尤甚，举家号哭，以为必毙矣。所幸者犹可灌药，至次日午刻，忽解一次。余大喜曰：生机在②此。又与加味太极丸二粒，始终服增损双解一法。至十六日，始得喘平热退而愈。共约服硝、黄二两有余，下粪一百余次，愈下愈多，颇可惊讶。其祖母年逾八十，向余泣拜曰：非翁见之真，守之定，小孙何能再生。余急扶而谢之。志此以见温邪始终当下，有如此者。

① 嗾：三三医书本作"逆"，下同。
② 在：原作"狂"，据医学大成本改。

校注后记

　　了解《温证指归》一书及其作者，最直接的途径是阅读曹炳章先生主编的《中国医学大成·第六集·外感病类乙·温暑丛刊之一·温证指归》中的《温证指归提要》，这篇提要言简意赅，有非常强的学术价值。今录其文如下：

　　"清·江宁周杓元撰。杓元别号澹然子。张长沙为治伤寒之祖，对于温症略载数条。至刘河间《伤寒直格》出，而温症始有所宗。明·吴又可创邪在膜原说，方中行《伤寒条辨》，清·喻嘉言《尚论篇》，颇多发明温病之理，究非温症专书。至戴麟郊，复广其论，分汗、吐、下等法为六门，条分缕析，开后人无数法门，是书本此意旨。附以受病之原，及诸家所论，似温非温等法，汇为一编，分为四卷。卷一，首论温证，正名穷源，及气运方隅高下人质强弱，及温热伤寒不同不可混治异点，治温毒当与痘毒同参，治温以保元为要，温病有表证无表邪论，治瘟当明五兼十夹，验舌，望色，切脉，治瘟当分老幼不可弃其老为不治，温证失治致变不咎误而咎药辨，治瘟不急去邪胶执养阴贻误论，治温误投辛温香燥重竭真阴论，温病下不厌早有首尾宜下辨，治温首重凉下终或温补及不宜妄下过下论。卷二，慎始，发热恶寒，不热，寒热往来似疟，及证候现状，分条详辨。并急发证、缓发证、温邪坏证纪略、妇人小儿各温证。卷三，集诸方一百十五道，附方十八道。卷四，温证温验医案一十六症。首详温证之原，次辨温证之治，次列药方，以定疗治之标准，末列医案，以征治验之成绩，皆能反覆推详，于治温之道，纤悉无遗。"

十分可惜的是曹氏提要未能指出其所宗者系何底本，据《中国中医古籍总目》第06407目记载，周魁《温症指归》四卷有五种版本，分别是藏于中华医学会上海分会图书馆（简称"上海分会本"，该本仅存前两卷，本书正文中称作"残抄本"）和上海中医药大学图书馆的抄本两种，1936年上海大东书局铅印本，《三三医书》丛书本（简称"三三医书本"），《中国医学大成》丛书本（简称"医学大成本"）。据校注者考证，实为4种。兹对本书的相关版本问题，作一番由浅入深、由易到难的分析说明。

1. 1936年上海大东书局铅印本实乃医学大成本的单行本

经实际考察，1936年上海大东书局铅印本实乃医学大成本的单行本。《中国中医古籍总目》将"1936年上海大东书局铅印本"与"见中国医学大成"的两个版本分别罗列是没有必要的，出现这个现象是由于未见原书的缘故。只要看过原书，很快就能明白医学大成本实乃1936年上海大东书局铅印本。笔者购得此书一部，分上下两册。版权页明示"曹炳章主编；中国医学大成；温证指归；全二册，实价国币三角"并"中华民国二十五年十二月初版""发行人沈骏声""印刷者大东书局""发行所大东书局"等基本信息。上述信息当是《中国中医古籍总目》定其版为"1936年上海大东书局铅印本"的依据。

无疑这个本子即医学大成本的单行本。上述实物照片还提示有"本书校对者朱晋材"的信息。笔者相信，从曹炳章先生的严谨学风加以考量，与之合作的校书人员绝非等闲之辈。若能留意此人所校之书的书目，当会有不少新的发现。

仅从文字内容角度考查，医学大成本确有超出众本之上的诸多特征，每每给人以鹤立鸡群之感。医学大成本的诸般美善到底是后出转精，抑或是曹炳章有幸独见最佳善本，尚待进一步考核。笔者期望更为佳善的本子能够被发现，但在未得到确凿证据的情况下，暂不将此晚出之本列为底本。

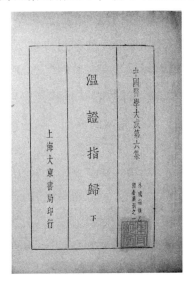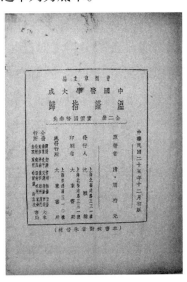

《温证指归》大东书局铅印本书影

2. 三三医书本《温证指归》的底本即上海分会本

本书校勘前期，相关工作人员分别核实、复制了上海珍藏的两种《温证指归》抄本，得到的初步信息是：原藏于中华医学会上海分会图书馆的抄本仅存前两卷，该残抄本书端有"绍兴裘氏"（阳）、"读有用书楼藏书章"（阴）二枚钤印，抄本之后有某氏同治四年（1865）闰五月书呈一折。抄本后的文字言务农遇水灾一事，似与本书撰述情形无关，但有可能提示该抄本的抄成时间当早于同治四年。而《三三医书·温证指归第十一种提要》说："《温证指归》四卷，江宁周杓元先生著，亦本社裘君吉生旧藏抄本也。"是知该本实系三三医书本之底本，惜此本今已不全。由于三三医书本是完整无阙的，我们可以推测该抄本在裘吉生先生生前还是完整无阙的。

上海分会本《温证指归》的意义重大，它曾为医界名家裘吉生收藏使用，并最终选为《温证指归》第一个铅印本——三三医书本的底本。可以指出的是上海分会本大约在归属中华医学会上海分会图书馆之时已是残本了，因为该抄本封皮首页除了可以看到"21115"的财产登记号之外，"温证指归"四字的墨笔书名下可以看到双行小字"全四卷、存二卷"的提示说明。

3. 上海中医药大学馆藏抄本成为本书底本的原因

由于上海分会本如今仅存前两卷而佚失后两卷，故本次校勘不能以此为底本，进而遴选上海中医药大学图书馆藏本为底本。如果说上海分会本因其与众不同的历史人文背景，已经给人们带来了无限惊奇和遐想的话，上海中医药大学图书馆藏的这个抄本给人带来的视觉冲击力则更加强大。

此本的最大特点是与上海分会本行款格式完全一致，皆为半页九行，每行二十字。据此推测，二者当有深刻的渊源关系。由于条件、时间有限，二本的相互关系还有待进一步调查研究才能厘清。

上海中医药大学图书馆所藏之《温证指归》抄本在书皮大字题名"温证指归"，左侧有"静居草堂梓行"六个小字。似乎提示此本曾经作者自家刊刻印行，然证据不足，尚无法有所定论。依常理推测，《温证指归》从嘉庆四年成书到现在，不过213年的时间，该书若有刻本存世，不会全国各大图书馆均无著录。所以该书是否真的"梓行"尚需等待实物证据的出现。

4. 重温三三医书本和医学大成本的形成经过及特点

前文在讨论《温证指归》各版本时，多次涉及三三医书本和医学大成本两种丛书辑录本的特点和地位。那么有必要对这两套从书的形成经过做一个简要的温习，并且在这个重温历史的过程中展现二书的异同点，从而最终确定二书在本次校勘中的作用和地位。

刊成于1924年的《三三医书》和刊成于1936年的《中国医学大成》是两套著名的中医丛书，分别由裘庆元（1879—1948）吉生氏和曹炳章（1878—1956）赤电氏辑成。其中《三三医书》第二集第十一种收录本书（系全套丛书的第44种）——今称之为"三三医书本"，《中国医学大成》第六集第十一种收录本书（系全套丛书的第38种）——今称之为"医学大成本"。

三三医书本刊成时间早于中国医学大成本，总体来看也是三三医书本更加保守，而医学大成本则有许多改进。仅举一个细节加以说明：三三医书本于民国十二年铅排付印，但基于对原抄本的珍视与尊重，仍然保留了原书中凡涉"御纂"、"皇上"、"金鉴"等与皇权相涉词语的抬头格式。而民国二十五年的医学大成本已取消了此等格式。

除了外在格式的异同，内部行文的异同与变化详参本书正文校勘。格式和内容的细微变化，将医学大成本与三三医书本分属为不同的流传系统，当然医学大成本局部字句的调整或不同，多数是有文献或医理根据的。

我们有理由相信，这种局面的形成，既得益于曹炳章先生的学术素养，又得益于与其合作的校书者朱晋材先生的细致工作。由于医学大成本具备了内容相对完整、分属不同版本系统、有一定校勘意义等特征，本次校勘经讨论后，决定以相对晚出的医学大成本为主校本，而以三三医书本为参校本。

5. 何廉臣《重订广温热论》对《温证指归》的引用

早于三三医书本（1924年）和医学大成本（1936年）出

现，对《温证指归》一书加以引用的著作，目前所知是1911年成书的《重订广温热论》。据相关文献记载，《重订广温热论》系戴天章撰，陆懋修删补，何廉臣重订。戴天章原书为《广瘟疫论》，陆懋修删补后更名《广温热论》，何廉臣广泛参考前贤著作、综合印证、增删补充以成其书。

何廉臣《重订广温热论》一书中两见周氏医方，皆出于何廉臣增补部分。其书卷二"验方妙用（樊开周同何廉臣实验法）"之发表法、清凉法中各引一方，分别是《温证指归》卷三第25方"五味消毒饮"（何本"消"作"解"）和第115方"珠黄散"。略觉遗憾的是，何廉臣书中并未说明其所引用的周杓元《温证指归》的版本情况。

何炳元（1861—1929），字廉臣，号印岩，晚号越中老朽，浙江绍兴人。世医出身，先习儒，为庠生，后弃儒习医，尝从名医樊开周临证三年。后研究叶桂、王士雄诸家之说，又尝深研西医译著，汲其所长。先后行医五十余年，精内、妇、儿诸科，尤以伤寒最擅长，医界称之为越州翘楚。诊务之余，参加社会活动，又勤于著述。尝历任绍兴医学会会长，神州医学会绍兴分会评议长，《绍兴医药学报》副总编辑。生平著述丰富，主要有《全国名医验案类编》《增订通俗伤寒论》《重订广温热论》《湿温时疫治疗法》《儿科诊断学》等。

早于此次校勘引用《温证指归》一书的学者是范永升氏，其"吴又可攻下逐邪法初识"一文（发表于《浙江中医学院学报》1983年第2期38～40页）中提及"明末清初吴又可著《温疫论》，发明温疫为异气所感、邪伏膜原，为后学推崇备至，有谓之'独辟鸿蒙，揭日月于中天'，有喻为'元灯独得'。"所谓"元灯独得"之喻，正是本书自序中静居氏对于《温疫论》创邪在募原说的高度评价。

6. 补充《温证指归》的作者周杓元（芍园）氏行医史料一则

作者在"羊毛疹辩"一文中曾指出"余踵其法，以愈诗人何南园。南园酬我以诗，载在《诗集》。"笔者 2012 年 6 月 12 日赴京参加"钱超尘人文学术传承工作室"揭牌仪式之时，曾到国家图书馆等相关机构找寻《何南园诗选》。由于馆舍建设等原因，笔者专意要找寻的这部书彼时未能得见。稍后笔者在孔夫子网上购得中华民国十年上海著易堂书局本《何南园诗选》一部，并从该诗集卷二第七页里面（2－7b）找到何士颙《赠周芍园》诗一首。

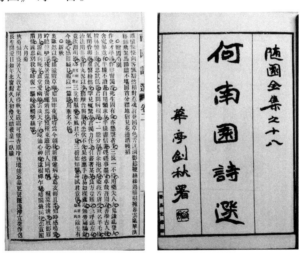

《何南园诗选·赠周芍园》书影

其诗全文如下："作史才学识，作医宁独否？死生固有命，亦悬医者手。三长一不得，用药失八九。鬼录乱登人，含冤毕竟有。半缘不读书，自用懒求友。半缘尽信书，硁硁事墨守。卓哉吾周君，善学古人后。按脉鉴五内，沉思默低首。君问病根源，一一能分剖。昔余抱沉疴，染疫苦肤受。厥名羊毛疹，气闭昏卯酉。群医纷然来，罕见辄惊走。君独力任之，引书著某某。良方岂难求，急呼进左右。治法用荞麦，作丸略以溲。勤摩背与胸，内患伏不久。果然应手出，易如探囊取。无劳扁鹊针，竟饮渊明酒_{余夏病至九月而愈}。三世始服药，家风君不负。三折始知医，身试君岂偶_{先君亦染此疾}。余生有今朝，心感难缄口。报以一篇诗，用垂名不朽。"

　　此诗对于我们了解周杓元先生的生平、医术乃至学术交流都有一定的帮助。时至今日与此诗相涉的"羊毛疹"一证，仍然有许多待解之迷，需要医学专门人员进行不断的探索和研究。

总 书 目

I

本 草